知的生きかた文庫

疲れない脳をつくる生活習慣

石川善樹

JN102349

三笠書房

はじめに

ああ、今日も1日疲れたな――。

よく口にする、あるいは耳にする言葉ですね。

しかし考えてみれば不思議なことです。肉体労働をしている人は減り、オフィスワークでもITの普及で生産性が劇的に上がりました。生産性が上がるということは、同じ仕事をより短時間で終わらせることができるということです。そうして余った時間の分だけ、わたしたちの生活も余裕ができるはずです。

でも、現実はまったく違います。

せっかく世の中が便利になって自由に使える時間が増えたにもかかわらず、わたしたちはせっせと予定を詰め込み、四六時中人とつながって、あれもしなければ、これもしなければと追われるように生きています。

先日、こんな光景を目にしました。

電車の中で、通学途中の女子高生が、携帯電話をいじりながら友だちとこんな会話をしていました。

「うわー、LINEで○○からメッセージ来たよ」

「あ、やばい！　△△からのメッセージに返事してなかった」

「あれ、わたしには△△からメッセージ来てない！」

「えー、ブロックしてるんじゃないの？」

わたしはその様子を見ながら、朝からこの調子だと学校に着くころにはヘトヘトになって、とても勉強どころではないだろうなと思いました。


20世紀の心理学者たちは、**「人間が1日に使える意思決定の量は限られている」**ことを発見しました。つまり、朝、どの服を着ていこうかとか、あるいはLINEでどう返事をしようかと意思決定するたびに、わたしたちの心はすり減っていくのです。

1日に許された量の意思決定を使い果たすと、あとは理性ではなく欲望がわたしたちを支配するようになります。その結果、余計な買い物をしたり、暴飲暴食をしたり、あるいはイライラして相手につらくあたったりするのです。

1日の終わりに「ああ、今日も疲れたな」と思わず口にしてしまうのは、そういうわけなのです。

では、どうすればよいのでしょうか？

答えは**「疲れない脳をつくる」**ことです。

幸いなことに、科学技術の進歩はわたしたちの脳への負荷を増やすと同時に、その負荷を減らすための方法をも、もたらしてくれました。

最新の脳科学の研究によれば、1日5分程度の瞑想がストレスを軽減し、免疫力を高める一方で、さらには集中力や創造性を向上させてくれることがわかってきました。

もともとは仏教の修行者のものであった瞑想の習慣は、日々のさまざまな刺激に対してむやみに反応せず、脳を疲弊させる「判断」の作業をいったん停止させるために非常に有効なのです。

瞑想によって自己の内面を静かに観察し、**「いまここ」に集中する**ことを最近では

「マインドフルネス」と呼び、生活や仕事の質の改善に役立てる動きが世界中でひろがっています。

たとえばグーグルは、社員のストレスを軽減し、生産性やクリエイティビティを高めるために社員向けのマインドフルネス・プログラムを開発しました。一時は社員の10人に1人がこのプログラムに参加していたといいます。グローバル企業の経営者、ウォール街のトレーダーのあいだでも、心を落ち着かせてパフォーマンスを上げるために瞑想を実践する人が増えているといいます。

また、テニスプレイヤーのノバク・ジョコビッチは毎日15分間瞑想することで自分のなかの「ネガティブな声の音量」を下げ、本当に大切にしているものに集中できるようになったと自著で語っています。

マインドフルネスは、睡眠、姿勢、食事といった生活習慣を見直すことでさらに効果を感じやすくなります。

本書では瞑想によって得られる効果、その効果をさらに高めるための睡眠、姿勢、食事のあり方を、科学的な裏付けとともに解説します。

最終章では、こうした習慣を取り入れることによって、疲れない脳をつくるための「1日の過ごし方」を紹介します。そこに書かれたことを、まずは1週間実践してみてください。「ああ、今日も1日疲れたな」という言葉を使わなくなっていることに気がつくでしょう。

そして驚くほど仕事のパフォーマンスが改善し、ストレスやイライラから解放されていることを実感できると思います。

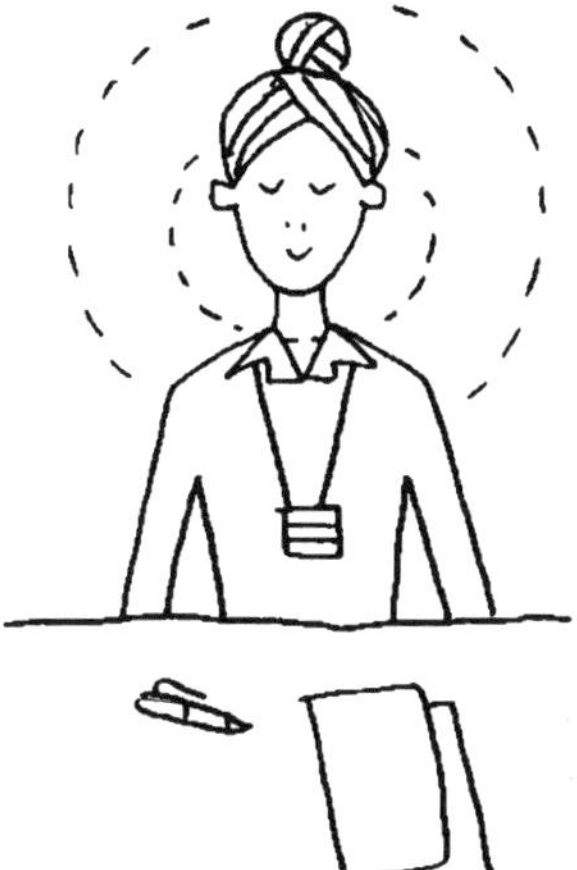

Contents

第2章

時間管理の肝は「睡眠」にあり

第3章
仕事のパフォーマンスを劇的に高める「姿勢」術

第4章

血糖値を制する者が仕事を制す――「食事」術

第5章 疲れない脳をつくるための「1日の過ごし方」

構成　斎藤哲也
図版作成　仲光寛城

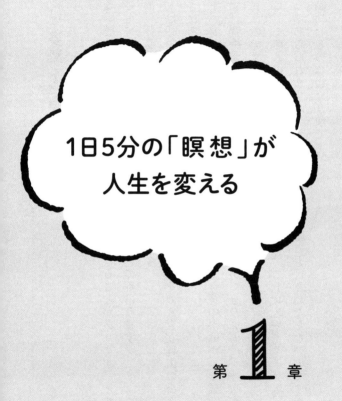

第1章

1日5分の「瞑想」が人生を変える

まずは「姿勢」と「呼吸」から

疲れない脳をつくるために、いまこの瞬間からできることがあります。とてもかんたんなことですが、ほとんどの人がやっていないことでもあります。

それは、背筋を伸ばして、深い呼吸をすることです。

現代人は呼吸が浅くなっているといわれていますが、その大きな理由のひとつは姿勢の悪さにあります。

ノートパソコンやスマートフォンを使うと、どうしても背中が曲がって猫背になりがちです。背中が曲がっていると、横隔膜を使うことができないので、呼吸が浅くなってしまうのです。

呼吸は、その人の身体や感情のバロメーターです。ストレスやイライラは、浅い呼吸となってあらわれます。十分な酸素が体にも脳にも行きわたらないのですから、心身が不調になるのは当たり前です。

「最近、ストレスがたまっているなあ」「体がすぐに疲れてしまう」と感じている人は、いますぐ背筋を伸ばして、2、3分でもいいので、ゆっくりと深い呼吸をしてみてください。深い呼吸のポイントは、ゆっくり吐くことです。鼻から5秒ぐらいかけて吸い、吐くときは口からでも鼻からでもいいので、10秒から15秒かけます。

わたしたちの身体は、息を吸うときには交感神経が、息を吐くときには副交感神経が働いています。交感神経は興奮や緊張状態にあるとき優位になるのに対して、副交感神経はリラックスした状態にあるとき優位になります。ゆっくりと長く息を吐くことは、副交感神経を優位にするので、リラックスした状態を生み出しやすいのです。

息をゆっくり吐いているとき、体内に二酸化炭素がたまってきます。血液中に二酸化炭素が行きわたると、幸せな気分をもたらす神経伝達物質であるセロトニンの分泌が増えていきます。

セロトニンには、気分や感情の高ぶりを抑えたり、衝動的な行動を抑制したりする効果があることが知られています。つまり、脳内にこの物質が分泌されることによって、ストレスやイライラが取り除かれ、心をゆったりとした状態に置くことができるのです。

1日のうちで、緊張状態や興奮状態にある時間が長いほど脳は疲れます。ですから、意識して脳をリラックスさせてやる時間を増やすことはとても重要です。

1日1回でもいいので、まずは姿勢と呼吸を整える時間をつくってみましょう。とくに、プレゼンテーションや大事な商談、打ち合わせの前に呼吸を整えると、冷静な状態でのぞめるようになります。

背筋を伸ばして、深い呼吸をする――こんなかんたんなことを続けていくだけでも、脳の基礎力がはっきりと改善していきます。

「瞑想」は万能の力を鍛えるベースメソッド

姿勢と呼吸を整える——。

じつは、この2つは「瞑想」の基本動作でもあります。

なぜ突然、瞑想の話になるのか、訝《いぶか》しく思われるかもしれません。

「宗教的な方面はちょっと敬遠したい」

「空中浮遊とか、アブない世界に近づくようで怖い」

瞑想というとそのような印象を抱く人もいるでしょう。予防医学の研究をしているわたしも、瞑想に対して、以前は同じような印象を持っていました。

でも、安心してください。瞑想は、現在ではれっきとした最先端科学の研究テーマになっており、脳科学をはじめとして、瞑想の効果やそのメカニズムにせまる研究成果が次々と生み出されています。

では瞑想をすると、いったいどのような効果が得られるのでしょうか。

瞑想と聞くと、「気持ちを落ち着け、リラックスするためにおこなうもの」というイメージがあると思いますが、リラックスは、瞑想がもたらす効果のひとつにすぎません。わたしはよく、「瞑想は脳の基礎力を鍛えるためのベースメソッドです」というふうに説明しています。集中力、想像力、記憶力、意思決定、モチベーション、コミュニケーション能力など、「仕事力全般のパフォーマンス」を向上させる働きが瞑想にはあるのです。

というと、「いくらなんでも、そんなに何にでも効くというのは誇張では？」と思う人もいるでしょう。集中力を向上したければ、集中力アップに特化したトレーニングをすべきだし、記憶力とコミュニケーション能力のように、まったく関連のない能力をいっぺんに鍛えられるはずはないだろう、と。

その疑問はもっともです。

そこで、具体的な瞑想トレーニングを紹介しながら、瞑想と脳の働きの関係について、科学的に実証されていることを、できるだけわかりやすく説明してみることにし

瞑想の基本

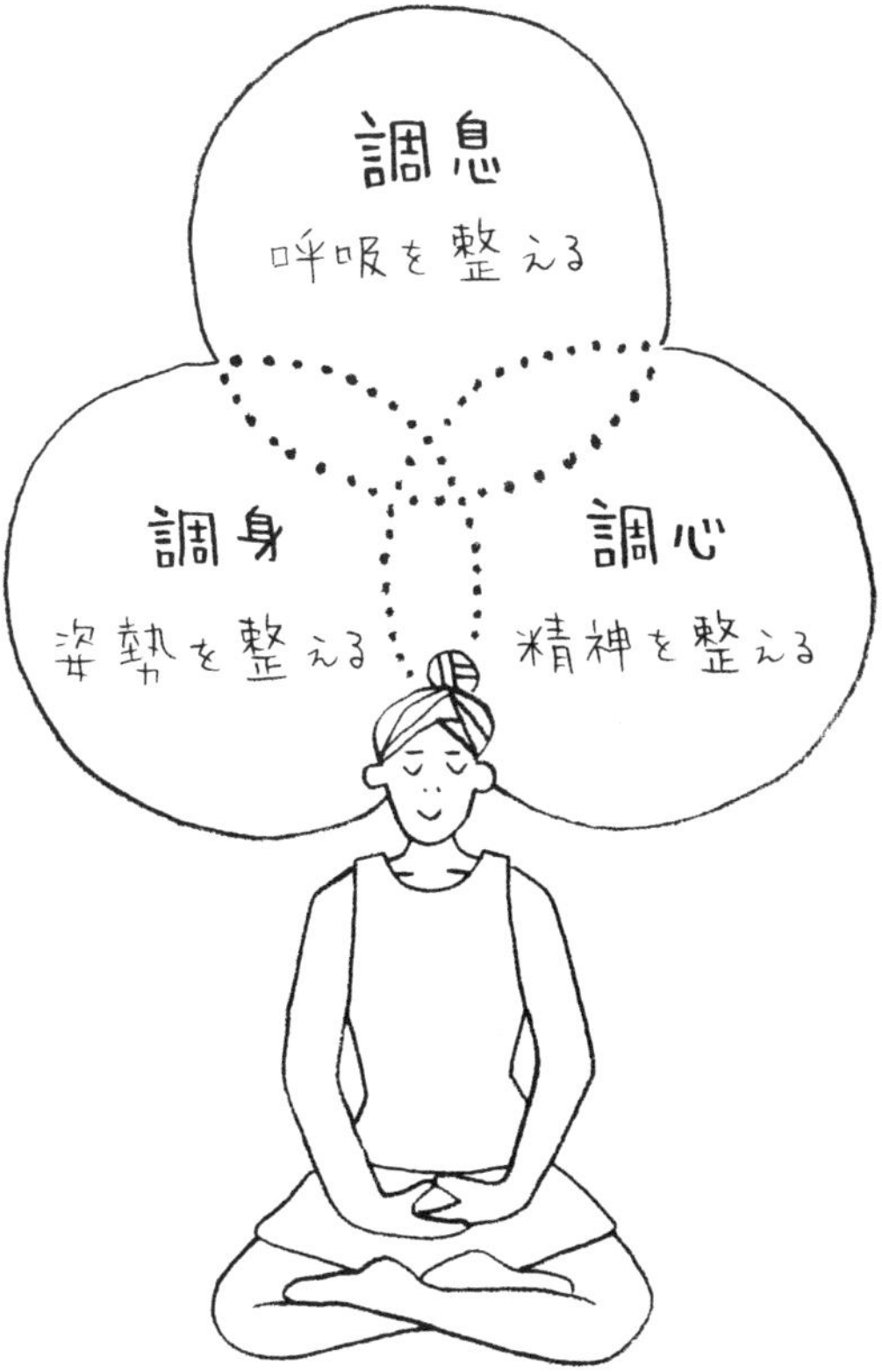
調息
呼吸を整える
調身
姿勢を整える
調心
精神を整える

ます。

ただし、みなさんにとって大事なのは、瞑想のメカニズムを学ぶことよりも、実践して疲れない脳をつくることです。ですから、これから紹介する瞑想の方法も、読んで納得するだけでなく、1日5分でもいいので、今日からぜひ実践してみてください。

集中力、記憶力、意思決定を鍛える「集中瞑想」

瞑想をするうえで大切なことは、「調身」「調息」「調心」の3つです。すなわち、姿勢、呼吸、心を整えるということです。

瞑想の姿勢といっても、特別なものではありません。座禅のように足を組んでもいいですし、ふつうの椅子に深く腰掛けて、背筋を伸ばしておこなってもいいのです。さらにいえば、歩きながらやっても大丈夫です。

①調身＝姿勢

背筋を伸ばしたら、一度肩を落としましょう。ふだん猫背の人が背筋を伸ばそうとすると、緊張して肩が上がりがちになります。そこで、一度肩をすくめるように力を入れてから、脱力してストンと肩を落とすと、適切な姿勢をつくることができます。椅子に座る場合、両足は床に着けて、両手は太ももの上に置いて両手を軽く握ります。目は閉じてもいいし、まぶたを少しだけ開く半眼にして、1メートルぐらい先をぼんやり見てもいいでしょう。

②調息＝呼吸

5秒ぐらいかけて鼻から息を吸い、10秒から15秒かけてゆっくりと鼻あるいは口から吐きましょう。

③調心＝集中・観察

もっとも基本的な調心は、ひとつの対象に集中するもので、「集中瞑想」と呼ばれています。まだ瞑想をしたことのない人は、この集中瞑想から始めることをおすすめします。集中瞑想は、自分の呼吸や目の前にある対象物など、ひとつの対象に注意を集中して瞑想をしますが、初心者の人は呼吸に集中するのがいいでしょう。たとえば、呼吸の数を「ひと～つ」「ふた～つ」と数えていくと、呼吸に集中しやすくなります。この集中瞑想をすると、自分の意識は次の3つのプロセスを繰り返します。

ひとつの対象（呼吸）に注意を向ける
↓
しばらくすると、つい別のことを考えて注意が散漫になる
↓
再び、対象に注意を戻す

調身、調息、調心。たったこれだけです。このなかでもっとも難しいのはわたしした

ちに馴染みのない「調心」の部分でしょう。

瞑想開始後は、呼吸に集中できていても、しばらくすると別のことを考えて、注意が散漫になる。そういうときは「あ、まずい」などと焦らず、「散漫になったな」と自分の状態を落ち着いて観察し、呼吸に注意を戻します。これができずに心が乱れてしまうと、姿勢や呼吸も乱れてきます。逆にいうと、姿勢や呼吸の乱れを見ることで、心の状態を察知することができます。

集中瞑想をすると、脳の「前頭前皮質」という部位が活性化されます。前頭前皮質は前頭前野とも呼ばれ、集中力、記憶力、意思決定といった認知能力に関係する領域です。

認知能力は「脳の実行機能」ともいわれ、高いパフォーマンスを出すのに大切な能力のひとつと考えられています。つまり集中瞑想でこの認知能力を鍛えると、どんなときでもさっと集中することができるようになります。

集中瞑想のやり方

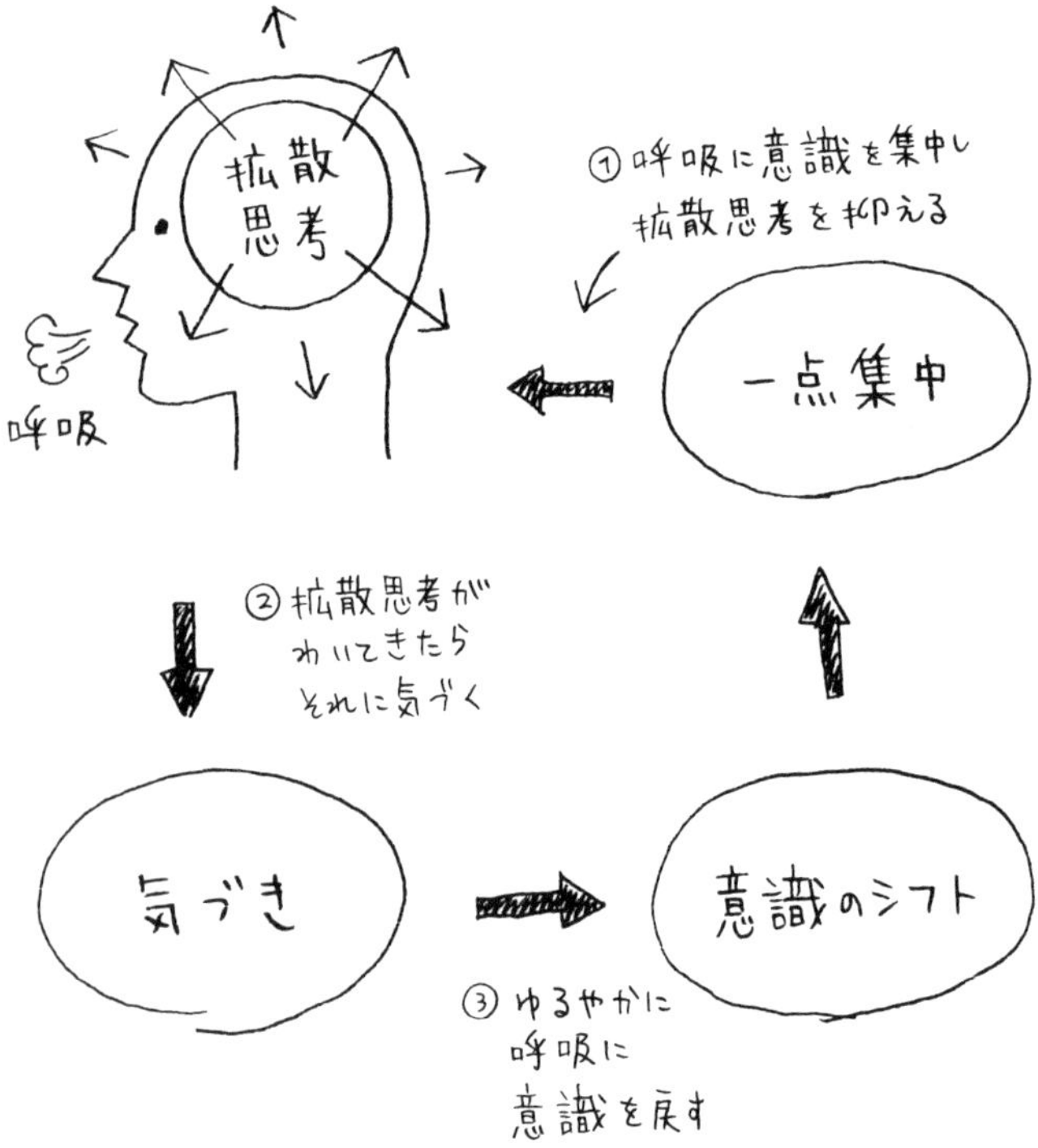
拡散思考
呼吸
①呼吸に意識を集中し
拡散思考を抑える
一点集中
②拡散思考が
わいてきたら
それに気づく
気づき
意識のシフト
③ゆるやかに
呼吸に
意識を戻す

ひらめきやすい脳をつくる「観察瞑想」

調心のもうひとつの方法は、瞑想中の思考や感情、体の変化などを、いちいち立ち止まって吟味しないで、観察しながら受け流すというもので、こうした瞑想のことを「観察瞑想」といいます。

集中瞑想では、ひとつの対象に注意を集中するのに対して、観察瞑想ではわき起こる思考や感覚をそのまま観察します。

たとえば「いま、わたしは座っているな」「涼しいと感じているな」「肩のところにこりを感じているな」「外から大きな音が聞こえるな」など、頭に思い浮んだことを、もうひとりの自分がそれを映像で見ているかのように「観察」するのです。

といっても、なかなかフラットに観察するのは難しいものです。そこで観察瞑想では、頭に思い浮んだことを脳内で実況中継するという方法がよくとられます。つまり、声には出さないけれど、思ったことや感じたことを次々と頭のなかで実況中継していくのです。

自分の感覚や思考を実況中継するということは、余計な判断や思案を追い出していくことでもあります。

日常生活を振り返ってみると、食事をしているのに仕事のことを考えてしまったり、書類をまとめなければいけないのに、メールが気になったり……という具合に、いま目の前にある行動に集中できず、余計なことをあれこれと考えてしまうことがありませんか。

これは、わき起こる感覚や思考に、自分の心が振り回されてしまっている状態です。

観察瞑想は、放っておけば暴走してしまう思考や感覚に振り回されるのではなく、それを客観視できるようになるためのトレーニングといってもいいでしょう。

この瞑想では、意識は次のようなプロセスを繰り返します。

思考・感覚が拡散する

←

思考・感覚が拡散していることに気づく

←

気づいた思考や感覚を観察する

脳には、複数の領域で構成されている「デフォルト・モード・ネットワーク（DMN）」と呼ばれているネットワークがあります。

このDMNは、過去のさまざまな感情や記憶などをつなぎ合わせるときに、重要な役割を果たしていると考えられています。そして、特定の活動に集中しているときは活動が低下し、逆に何も考えていない「アイドリング状態」のときに活動レベルが高くなる点に特徴があります。

散歩をしているときやシャワーを浴びているときにいいアイデアがひらめいた、と

観察瞑想のやり方

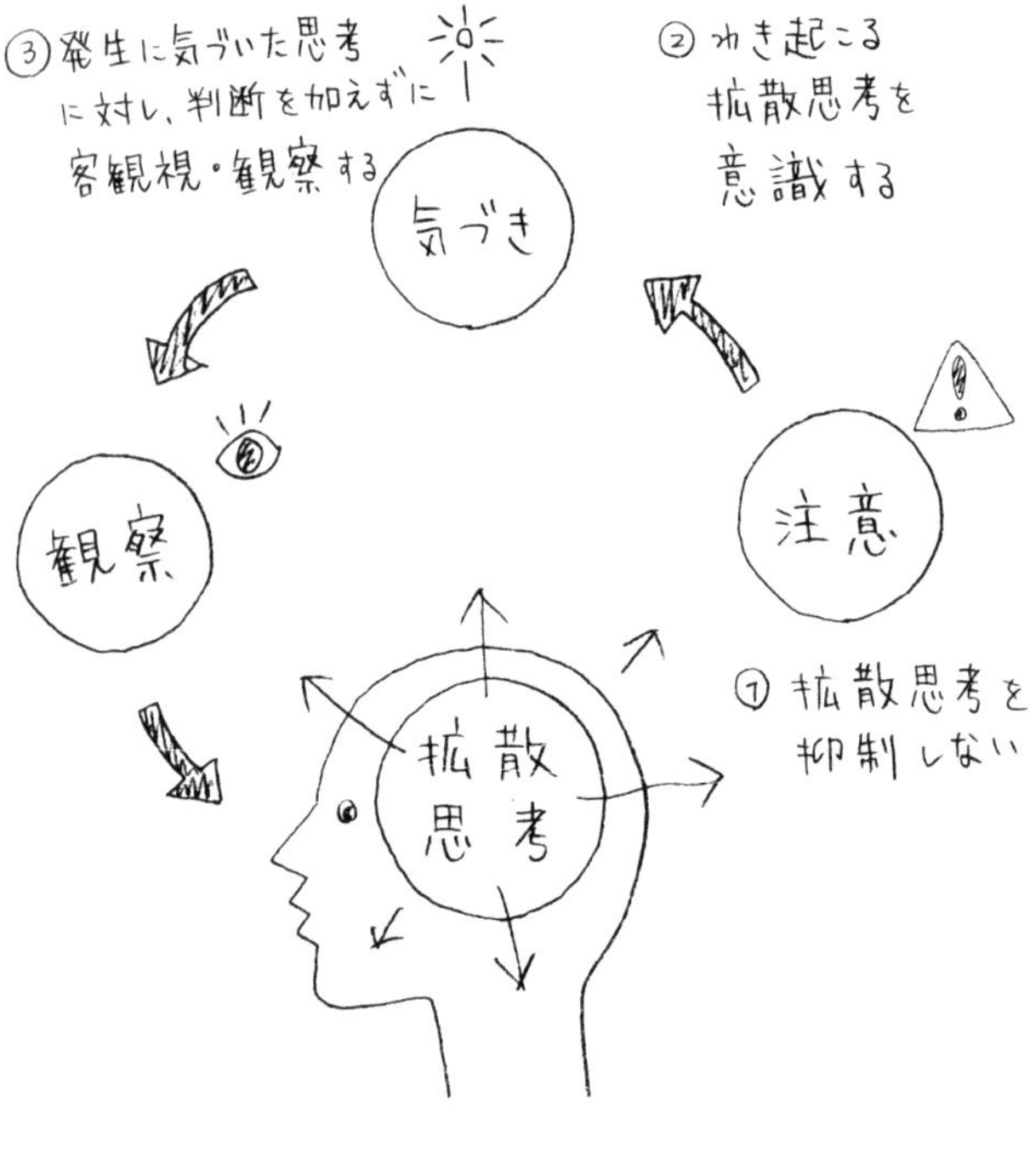

③発生に気づいた思考に対し、判断を加えずに客観視・観察する
②わき起こる拡散思考を意識する
気づき
観察
注意
拡散思考
①拡散思考を抑制しない

いう話をよく聞きます。みなさんにも経験があるでしょう。これはDMNが活性化しているからです。

さきほどご紹介した集中瞑想では、意識はひとつの対象に集中しているので、DMNの活動は低いままです。一方、観察瞑想をすると、脳はアイドリング状態に近づくので、DMNが活性化すると報告されています。DMNが活性化すると、さまざまな過去の経験や記憶が組み合わさりやすい状態が脳内でつくられます。つまり、アイデアや発想がひらめきやすくなるわけです。

観察瞑想は脳をアイドリング状態にするだけでなく、自我や感情の暴走を抑え、社会性や思いやりを司《つかさど》る脳の部位を活性化すると報告されています。

ですから観察瞑想をおこなうと想像力や発想力が養われるだけでなく、対人関係やチーム力など、コミュニケーション能力に深くかかわる脳の領域が鍛えられることになるわけです。

ロンドンのタクシー運転手の脳からわかったこと

「集中瞑想」と「観察瞑想」という2つの瞑想法を紹介しました。数回でも試していただければ、瞑想がリラックス効果だけでなく、仕事力全般の向上につながることが実感できると思います。

ここで気になるのは、瞑想で得られた効果がどのくらい持続するかです。いくら瞑想を続けても、短時間の効果しかなければ、疲れない脳をつくることにはつながりません。疑い深い人は、「仏僧が何十年も座禅や瞑想を続けるのは、そうしないと効果が消えてしまうからではないか？」と考えるかもしれませんね。

この点についても、脳科学の分野から驚くべき研究結果が報告されています。それは、瞑想は脳の構造そのものを変化させるというものです。

その成果について紹介する前に、脳の「可塑性《かそせい》」ということをお話ししておきましょう。現代の脳科学では、脳には可塑性があることが明らかになっています。「可塑性がある」とは「変わることができる」という意味です。つまり、脳の構造は生まれつき決まるものではなく、トレーニングを重ねることで変えることができるのです。

そのブレークスルーとなった研究は、ロンドンのタクシー運転手の脳に関するものでした。

ロンドンの道路は非常に複雑です。通りの数も2万以上あるといわれていて、交差点や横道も迷路のように入り組んでいます。実際に体験された方もいると思いますが、ロンドンのタクシー運転手は、目的地を伝えれば、この迷宮のようなロンドンのどこへでも、迷うことなく到着することができます。なぜならすべての道を記憶しなければ、タクシー運転手になれないからです。そのためロンドンのタクシー運転手になるための試験は「世界一難しい試験」ともいわれ、合格するには平均で4年間もかかるそうです。

いったい彼らの脳はどうなっているのか。

そんな疑問を持った研究者が、彼らの脳をｆＭＲＩ（機能的磁気共鳴画像診断装置）で調べてみると、一般の人とくらべて顕著な違いがあることがわかりました。ロンドンのタクシー運転手は、一般の人よりも、記憶を司る「海馬」と呼ばれる部位が非常に厚くなっていたのです。さらに、ベテランになるほどその部位が厚くなっていることも判明しました。

この研究は、脳科学者に衝撃を与えました。というのも、それまでは脳が発達するのは生命の初期段階だけで、ひとたび構造がつくられれば、あとは退化するだけだと考えられていたからです。

ところがこの研究によって、大人であっても脳の構造を変えることができ、その働きを改善できることがわかったのです。

扁桃体《へんとうたい》ハイジャックを阻止せよ

「脳の可塑性」に関する研究は、「瞑想の科学」も大きく前進させることになりました。瞑想の効果を調べようと思ったら、瞑想を長年続けている人の脳と、瞑想をしたことのない人の脳とをくらべてみればいいはずです。

そこで実際に計測すると、瞑想をしている人は、そうでない人にくらべて、脳の前頭前野や海馬で神経細胞の密度が増加していること、つまりその部位が厚くなっていることが明らかになりました。

前頭前野というのは、文字通り、脳の前方にある領域で、思考や創造性、意思決定など、高次の精神活動を司っている部位です。

海馬は左右の耳の奥あたりにあって、記憶にかかわっています。

したがって、瞑想によって、思考や決断力、記憶力とかかわる脳の構造そのものが

瞑想をしている人は前頭前野や海馬で神経細胞の密度が増加

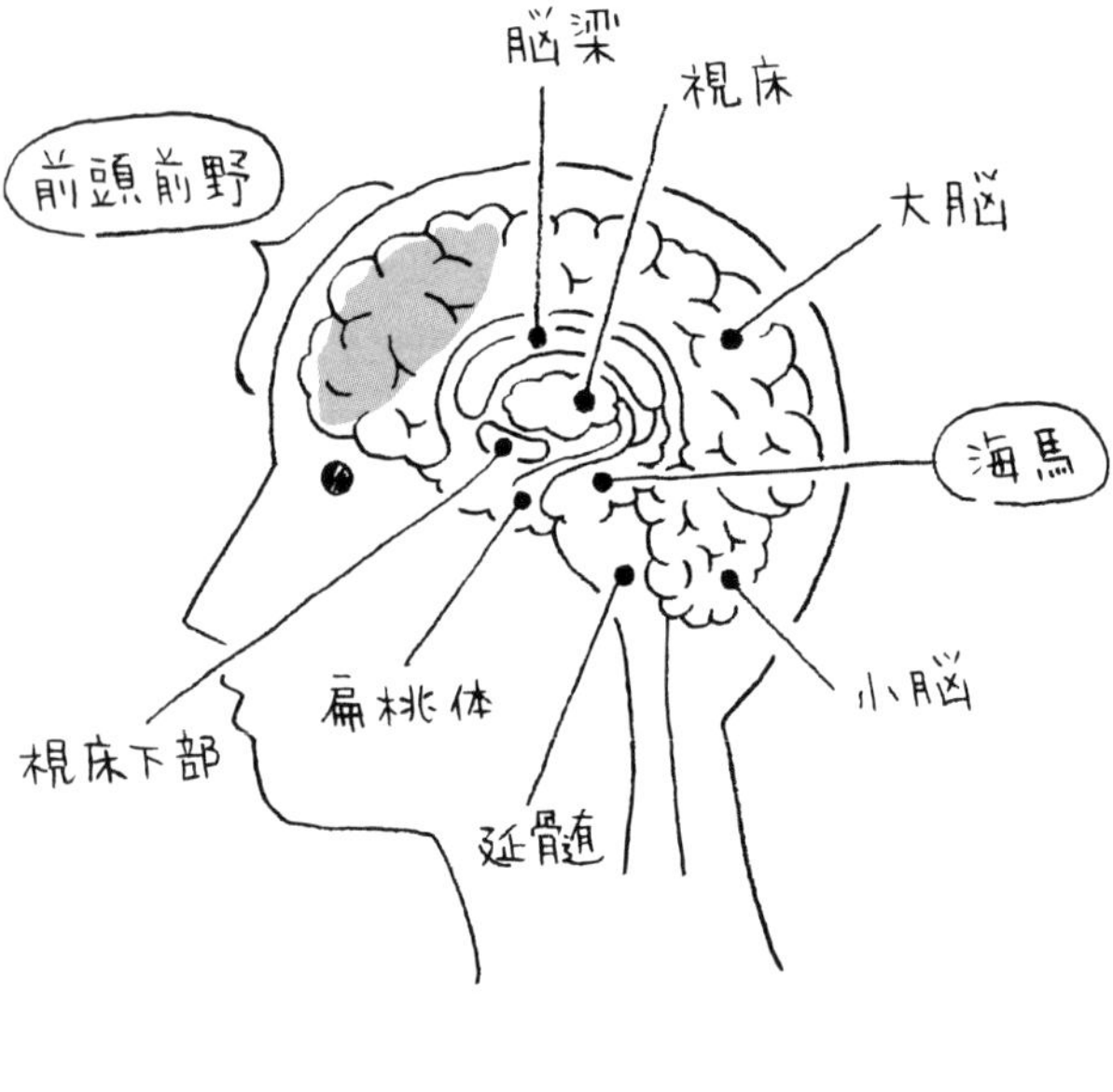

変わることがわかったのです。

さらに瞑想は、脳の真ん中にある扁桃体《へんとうたい》を縮小させるという研究結果も報告されています。

扁桃体は、怒りや恐怖に深く関係している部位です。たとえば、誰かに反論されてカッとなるときなどに、扁桃体は活性化します。

扁桃体が活発になると、体内でコルチゾールというストレスホルモンが発生します。このコルチゾールが増えると人間の理想的な思考が働かなくなり、感情が暴走しやすくなるのです。

こうした状態を科学者たちは「扁桃体ハイジャック」と呼んでいます。怒りが怒りを呼んで、手が付けられなくなってしまうわけです。みなさんも、カチンときたり、頭に血がのぼっていると思ったら、「いま扁桃体にハイジャックされかかっているな」と冷静に自分を観察してみてください。

瞑想は、この扁桃体ハイジャックを防ぐにはもってこいのトレーニングです。8週間の瞑想で扁桃体が縮小したという研究報告もあります。そして実際、瞑想によって得られた感情をコントロールする能力は、瞑想をしていないときでも持続することもわかってきています。

おそらく今後も、瞑想と脳の構造の関係を解き明かす研究は続々と発表されていくことでしょう。

グーグルの自己探求プログラム「SIY」とは

瞑想にはストレスやイライラを軽減させたり、集中力を高めたりする効果があることは、瞑想が科学的な研究対象になる以前からも指摘されていました。

しかし、脳科学や神経科学によって効果が実証されたことは、瞑想を社会全体に普及させる推進力となりました。

こうした「瞑想の科学」をいちはやく、ビジネスの世界に活用した企業がグーグルです。

グーグルは、2007年から「サーチ・インサイド・ユアセルフ（SIY=Search Inside Yourself）」という、瞑想を取り入れた能力開発プログラムを始めています。

このプログラムを開発したのは、チャディー・メン・タンという、グーグルに107番目に入社したエンジニアです。

なぜエンジニアである彼が、このようなプログラムを開発することになったのでしょうか。メンに大きな影響を与えた人物がいます。通称「世界でいちばん幸せな男」と呼ばれるマシュー・リカードです。

チベット僧であるマシューは、瞑想研究の一環として、脳の状態を測定されたことがありました。人間は幸せな状態のとき、前頭前皮質の「左側」が活性化するのですが、マシューの脳はとんでもなく幸せな状態を示したのです。

「いったい、何を考えると、そんなに幸せになるのだろうか？」

そう疑問に思ったメンが調べてみると、マシューの瞑想中の脳は他者への思いやりでいっぱいでした。つまり、苦しい状況にある人に対して思いやりを持つと、わたしたちの脳は幸せを感じるのです。

もともと彼が働くグーグルという会社は、社員が自主的に地域貢献活動をおこなうなど、思いやりにあふれた組織だといいます。それは社員自身が、思いやりが幸せをもたらしてくれると知っているからです。

ただ会社である以上、利益につながらないのであれば、思いやりを続ける理由にはなりません。マシューに関する本を読むうちに、メンは仕事に対する考え方を変えるようになったといいます。


「思いやりが、仕事にも役立ったらどうだろう?」

このような経緯を経てメンがつくり上げたのがSIYのプログラムです。日本語で「自己探求」という意味を持つこのプログラムは、「EQ(Emotional Intelligence Quotient)」と呼ばれる概念が核にあります。

EQは「心の知能指数」とも呼ばれ、他者を思いやる能力や、自分の感情をコントロールする能力などを評価するものです。SIYではEQを高めるために、さまざまなトレーニングをおこないます。そのベースになるのが「マインドフルネス」です。

次世代のメンタルトレーニング「マインドフルネス」

ここで「マインドフルネス」の由来について、説明しておきましょう。

最近は、関連書籍も増えてきたので、この言葉を耳にしたことのある人もいるかもしれません。

「マインドフルネス」が現在のように、瞑想を核としたメンタルトレーニングの意味で使われるようになった背景には、瞑想と医学との結びつきがあります。

なかでもマインドフルネスを語るうえで、欠かすことができない人物が、マサチューセッツ工科大学の研究者だったジョン・カバットジンです。

彼は1960年代後半から、分子生物学の研究者としてキャリアを重ねるかたわら、禅、ヨガなどを通じてさまざまな瞑想体験を実践し、その効果を実感していました。そして1979年、カバットジンは、瞑想を伝統的な医療に役立てるアイデアを思いつき、「マインドフルネス・ストレス低減法（MBSR）」というプログラムを開発したのです。

このプログラムは、慢性的な痛みやストレスを和らげることを目的としたもので、参加者は8週間にわたって、毎日最低45分の瞑想をしながら、いくつかのセッションに出席し、瞑想についての理解を深めていきます。

カバットジンが開発したこのプログラムは、明らかにそれまでの宗教的な瞑想とは性格を異《こと》にするものでした。一口に瞑想といっても、宗派や指導者によって多くの種類があります。カバットジンは、それらに共通する要素として「注意」と「気づき」を抽出し、宗教色を排したプログラムを組み立てたのです。

別の言い方をすれば、彼は、瞑想体験を「標準化」したといえるでしょう。つまり、バックグラウンドに関係なく、誰であろうともこのプログラムに参加すれば、慢性的な痛みやストレスを軽減できるということです。

ところでこの「マインドフルネス」は、次世代のメンタルトレーニングともいわれます。それまでのトレーニングは「考え方」を変えることに注力してきました。しかし人間の考えは、そんなに変わるものではありません。そこで「考え方」ではなく、「注意」をどこに向けるのかをトレーニングすることによって苦痛を和らげる方法としてつくられたのが「マインドフルネス」です。

実際、プログラムに参加した患者たちは、痛みやストレスに適切に対処することができるようになりました。もちろん瞑想によって、痛みそのものがなくなるわけではありません。しかし、痛みと上手につきあうことができれば、苦痛や苦悩を軽減することはできるのです。

マインドフルネス・ストレス低減法（ＭＢＳＲ）は、少しずつ医療機関に普及していきました。現在は世界中、７００以上の診療所で導入されており、ごく一般的なプログラムとして市民権を得ています。

　このカバットジンが開発したＭＢＳＲが、現在用いられている「マインドフルネス」の発端になりました。

　彼は、「マインドフルネス」を「〝いまここ〟での経験に、評価や判断を加えることなく、能動的に注意を向けること」と定義しています。

　この定義の根っこには、当然、東洋的な禅や瞑想がありますが、カバットジンは、あえて宗教色を排するために「マインドフルネス」という言葉を使いました。

ダライ・ラマ14世が切り開いた瞑想と科学との対話

　じつは、マインドフルネスの普及には、もうひとりの意外な立役者がいます。みなさんもよく知っている人物、ダライ・ラマ14世です。

　高名な仏教指導者であるダライ・ラマ14世が、なぜ宗教色を排したマインドフルネスに関係しているのでしょうか。その理由は、彼こそが、瞑想と科学との対話を切り開いた人物だったからです。

彼は自分が実践してきた瞑想についてこんな疑問を抱きました。

「何万時間も修業をして習得するのではなく、もっと効率的に瞑想に取り組むことはできないか」

「瞑想がもたらす心身への効果を科学的に検証することはできないか」

チベット仏教の修行僧は、1日に7時間、8時間の瞑想をして心を平安に保つ方法を習得しますが、ダライ・ラマ14世は、一般の人も実践できるもっと効率のよい方法があるのではないかと考えたのです。

そこで彼は、西洋的な科学との対話を望み、科学者に門戸を開きました。それがきっかけとなって、1990年代には科学者と宗教家とが協力して、瞑想に関する科学的な検証作業を始めます。

この検証作業を飛躍的に進めた技術が、脳の活動を観察するｆＭＲＩ（機能的磁気共鳴画像診断装置）です。そう、ロンドンのタクシー運転手の脳を調べるのにも使われたあの機械です。

研究者たちは、このｆＭＲＩを使って瞑想を実践する僧の頭のなかで何が起こっているのかを調べ始めました。

こうした研究は、２０００年代に入って急増していきます。そうして科学的な知見が蓄積し始めたこともあり、一般の人たちの間でも急速に瞑想やマインドフルネスという言葉が広がり始めることになったのです。

ＣＥＯたちが「脳トレ」に目覚めた理由

それにしても、なぜ２０００年代になって、急速にマインドフルネスがビジネスの領域で爆発的に流行するようになったのでしょうか。

さまざまな理由が考えられますが、最大の要因は、現代人の忙しさにあるといえるでしょう。「はじめに」でも述べたように、現代のビジネスパーソンは、時間に追い立てられるようにして生活しています。

グローバル化の進展によって、企業は世界中でビジネスをするようになりました。制度も文化も異なる外国企業と取引することになれば、はるかに仕事量は増加します。世界中を飛び回って仕事をするビジネスパーソンも増えています。

インターネットやスマートフォンは、たしかに情報取得コストやコミュニケーションコストを下げましたが、ひとりが処理しなければならない情報量はかつてとくらべものにならないほど膨大になりました。

調べ物をしてレポートにまとめる作業だけをとっても、ITが普及する以前であれば、図書館に行かなければいけないので、場所も時間も制約されていました。ところが現在は、インターネット検索によっていくらでも情報をインプットできます。

テクノロジーが進化したにもかかわらず、いえむしろ進化したがゆえに、同じA4用紙1枚にまとめる作業でも、膨大な情報を整理しなくてはならなくなり、かつてより時間がかかるという矛盾が起きています。

さらに、ＩＴツールを使えば、他者や情報にいつでも、どこでも接続できるため、目の前の仕事に集中することが難しくなりました。資料をつくりながら、ついついインターネットのニュースを見てしまったり、届いたメールに返事をしたりと、集中力を自ら拡散させてしまうワナがいたるところにあります。

脳内であまりに多くの情報を処理すると、人間は自分の注意をコントロールできなくなり、拡散思考が暴走する状態に陥ります。

とくに、以下のような症状がある人は要注意です。

・気づいたら関係ないことを考えている
・注意が散漫になる
・頭がぼんやりして集中できない

企業の経営者や幹部クラスが、こうした思考の暴走状態に陥ってしまうと、企業経営そのものがあやうくなります。

そのことに気づいた優秀なCEOやマネジメント層は、マインドフルネスが普及する以前から、創造的な仕事を続けるために注意をコントロールすることの重要性を認識していました。

たとえば、トップエリートが率先して長期休暇を確保したり、日常的に瞑想を実践したり（スティーブ・ジョブズも若いときから瞑想を実践していました）するのは、たんなるファッションではなく、トップとして求められるパフォーマンスを維持するために必要なことだからです。

企業のトップや人事は、社員に対してもストレス・コントロールや集中力の維持を教育する必要性を痛感していました。マインドフルネスは、そのニーズにぴったりと合致したために、社内プログラムとして導入する企業が激増しているのです。

マインドフルネスがジョコビッチを変えた

瞑想やマインドフルネスを積極的に導入しているもうひとつの分野がスポーツです。サッカー日本代表の岡田武史元監督も、さまざまなメンタルトレーニングを試行錯誤した結果、最後には瞑想にたどり着いたといいます。

男子テニスの世界ランキング1位の座についている（2021年1月現在）ノバク・ジョコビッチ選手は、負の気分を取り除くために、マインドフルネスを毎日15分おこなっていますが、これは彼にとって「肉体的トレーニングと同じくらい重要なものだ」と語っています（『ジョコビッチの生まれ変わる食事』）。

ここまで読まれた方は、瞑想がスポーツ選手にとって大きな効果をもたらすことはおわかりでしょう。

スポーツ選手は、現在の一瞬一瞬に対して集中することが強く求められます。しかし、試合の最中には、さまざまな思考や感情が押し寄せてくるはずです。

「まずいプレーをしてしまった」

「あのときこうすればよかった」

試合では絶えずこうした負の気分に襲われます。しかし、その気分をずっと引きずったままでは、プレーの内容が悪くなる一方です。負の感情が起こっても、それに振り回されるのではなく、事実としてそのまま認め、感情に判断を加えずに受け流さなければ勝ち続けることはできません。

さきほど紹介した観察瞑想は、まさにこうしたメンタルをつくるのにうってつけなのです。

弱い刺激を受け取る力

わたしは、脳を鍛えることを説明するときに、味覚のたとえをよく使います。

味覚を鍛えようと思ったら、何をすればいいか。

調味料がたくさん入った味の濃い料理ばかりを食べていたら、舌が鈍感になってしまいます。塩分を控えめにした味噌汁やスープなど、味が付いているのかどうかわからないぐらい薄味の料理を食べる、あるいはドレッシングをできるだけ少なくして野菜そのものを味わうことを心がけると、かすかな味に気づこうとして、味覚はどんどん繊細になります。つまり、味覚を鍛えるためには、刺激は弱くなければいけないのです。

脳にも同じことがいえます。ハリウッド映画のような刺激の強い情報を受け取ってばかりいると、脳は能動的に働かなくなってしまいます。

ここで先述した「集中瞑想」を思い出してください。集中瞑想では、呼吸に注意を向けます。呼吸という何気なくやっている行為に対して能動的に注意を向けることは、非常に弱い刺激を取りに行くトレーニングになるからです。

ふだんの生活では、自分がうまく呼吸できているか、深く呼吸できているか、といったことを考えることはほとんどないでしょう。でも、瞑想を続けていると「あれ？　今日の呼吸はなんかいつもと違うな」ということを感じるようになります。こうしたかすかな変化を感知する能力が、脳を鍛えていくうえでは決定的に重要なのです。

ボディスキャンで「離見《りけん》の見《けん》」を身につける

弱い刺激に注意を向けるためのかんたんなトレーニングをご紹介しましょう。ボディスキャンという方法です。

ボディスキャンは、仰向けの状態でおこないます。

体の各部位に意識を集中させていきましょう。具体的には、
1頭↓2顔↓3首↓4背中↓5腹↓6腰↓7右手↓8左手↓9右足↓10右足
というふうに、体の上のほうから下に向けて順番に注意を向けていきます。
そこで起こる感覚を感じ取ってください。
これは、体の感覚を研ぎ澄ますことで、自分の感情に気づき、コントロールしやすくするトレーニングです。体の状態は、感情とダイレクトにつながっています。神経科学の分野では、身体的な反応は感情に先立つことがわかっています。たとえば、「この先まで行くと怖そうだな」という恐怖や不安も、身体的な反応のほうが先にあらわれるのです。
この身体的な反応と感情とを結びつけている脳の部位を「島皮質《とうひしつ》」といいます。この島皮質が、体の感覚を処理して、感情に結びつけます。ですから脳科学的にいえば、ボディスキャンは島皮質を鍛えるトレーニングです。
誤解のないようにいっておくと、ボディスキャンは、感情や感覚の動きを抑制するためにおこなうのではありません。むしろ、細やかな感情や感覚の変化に気づきやす

ボディスキャンのやり方

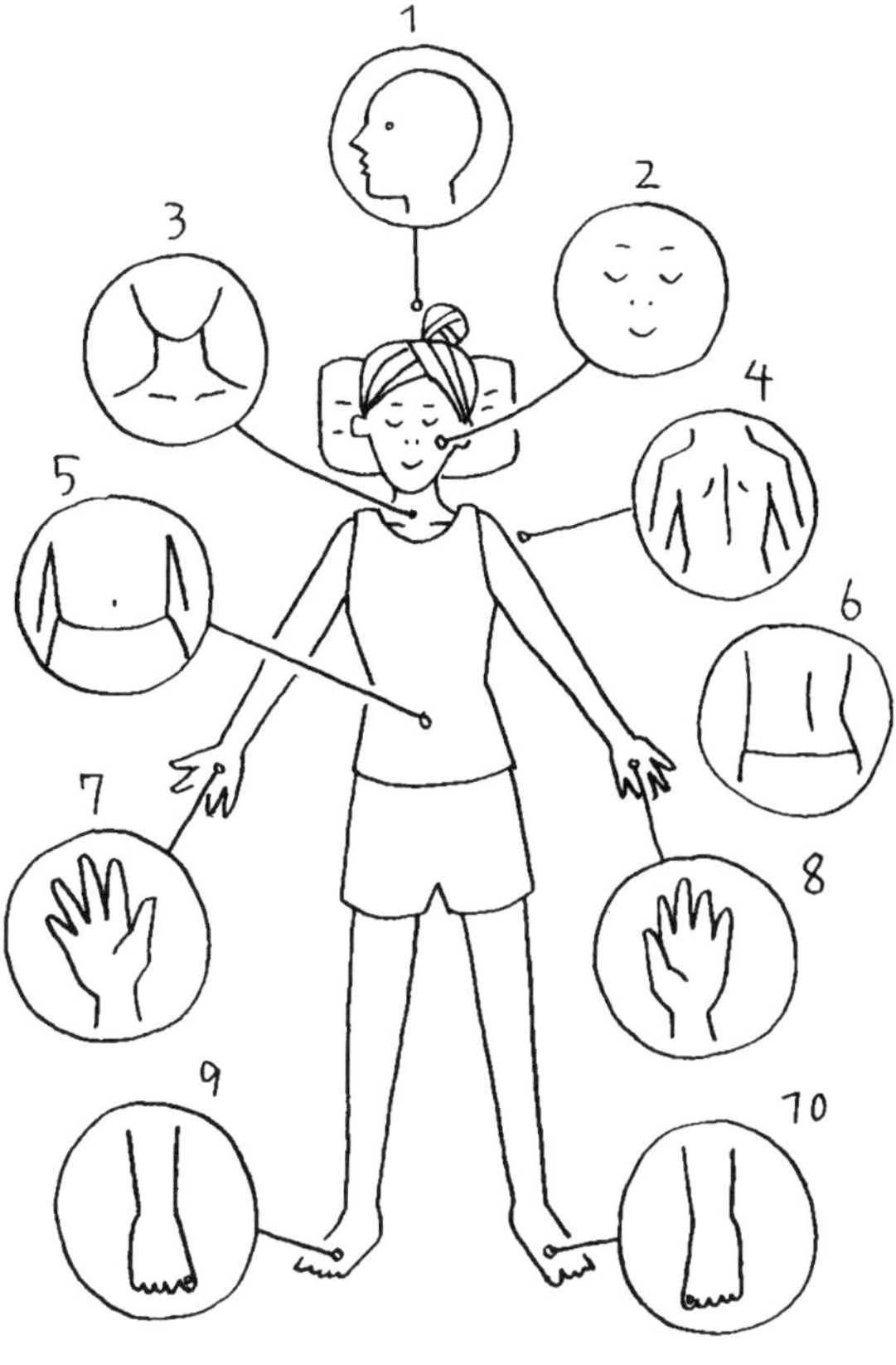

くするためのトレーニングです。
そして、ここでも重要なことは、余計な判断をさしはさまず、一瞬一瞬の感情や感覚を客観的に観察することです。

世阿弥の言葉に「離《り》見《けん》の見《けん》」というものがあります。役者が自分の演技を観客の視点から見る必要性を説いた言葉です。

ボディスキャンとは、「離見の見」そのものです。つまり、自分という劇場で起きている感情や感覚の演技を、観客として観察することが肝要なのです。

新しい習慣を無理なく身につける3つの方法

この章では、呼吸法と瞑想、そして瞑想を中心的なトレーニングとするマインドフルネスの方法やその効果についてお話ししてきました。

章を終えるにあたって、あらためて伝えておきたいことがあります。それは、1日に5分でもいいので、この章で書かれていることを何かしら実践していただきたいということです。そのためのツールとして、「MYALO《ミヤロ》」という携帯用アプリを開発しました（https://myalo-app.com）。マインドフルネスを一歩一歩学べるようになっていますので、ぜひ楽しみながら実践してみてください。

瞑想やマインドフルネスは、脳の基礎力を高めるトレーニングです。数回だけでもある程度の効果は実感できますが、継続しなければ持続的な効果はありません。1日や2日、ジョギングをしても、基礎体力がつかないのと同じことです。継続するための最大のコツは、「意思に頼らず、習慣にする」ことです。

では、どうすれば新しい習慣を身につけることができるでしょうか。

拙著『最後のダイエット』（マガジンハウス）でも述べたことですが、新しい習慣を身につけるには次の3つの方法が有効です。

①少しずつ始める
②いつもの習慣の「ついでに」始める
③本来の目的以外の喜びを得る

いきなり「毎日、30分の瞑想を続けるぞ！」と意気込んでも、ほとんどの人は三日坊主で終わってしまいます。それは、習慣を司る脳の部位は、新しい変化を極端に嫌うからです。

そこで、脳にできるだけ気づかれないように、新しい習慣は少しずつ始めることが重要です。たとえば、寝る前に5分だけ集中瞑想をする程度なら、変化を嫌う脳もそれほど負担を感じないでしょう。

少しずつ始めるのに、格好のシチュエーションは、何かの「ついで」に組み込んでしまうことです。毎日、車に乗る人は、車の乗り降りのときでもいいでしょう。電車に座って通勤できる人は、電車内でもかまいません。

入浴中、寝る直前、パソコンを立ち上げているときなど、毎日の習慣の「ついで」を見つけて、5分の瞑想を忍び込ませる。そして、まずは2週間を目標に続けてみてください。2週間続けていると、新しい習慣も「自然」のものとなり、2カ月続けば定着します。

最後に、「本来の目的以外の喜び」を得られるようになると、新しい行動が続きやすくなります。この点で、瞑想はいろいろな目的からおこなっても、それ自体でリラックスした気分をもたらしてくれますので、非常に続けやすい習慣といえるでしょう。

1日5分の瞑想。その積み重ねが「疲れない脳」をつくり上げていくのです。

時間管理の肝は「睡眠」にあり

第2章

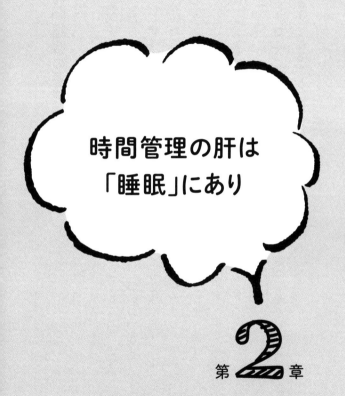

6時間睡眠の悪影響

いざ瞑想を始めてみた人から、よく次のようなコメントをもらいます。

「瞑想したらリラックスしすぎて、寝てしまいました。いいのでしょうか？」

おそらく同様の経験をされる方は多いと思います。もし寝てしまうようであれば、瞑想はいったんやめて寝てください。忙しくて睡眠不足がたまっているか、第4章で述べるように血糖値のコントロールができていない可能性があります。

よくストレスが「たまる」といいますが、じつは瞑想をすることでリラックスも「たまる」のです。その結果、疲れにくい脳ができていきます。

まず本章では、瞑想をしてマインドフルになるための準備として、質のよい眠りについて考えてみることにしましょう。

みなさんの睡眠時間は1日どのくらいでしょうか。

睡眠時間の統計にはさまざまなものがありますが、社会人の場合、だいたい6～7時間が平均的です。おそらく組織の第一線で活躍している社会人の場合、6時間未満の人も多いと思います。

6時間と7時間では、たかが1時間の違いと思うかもしれません。ところが、予防医学の見地からすると、7時間の睡眠が理想的で、6時間睡眠では脳に深刻なダメージを受けることがわかっています。

6時間睡眠には2つの大きな悪影響があります。

第1に、6時間睡眠の人は、7時間睡眠の人とくらべて、脳の老化が2倍のスピードで進むという研究結果が出ています。

第2に、6時間睡眠が続いて睡眠不足がたまると、お酒を飲んでほろ酔い状態と同程度の認知機能になります。

とはいえ、「そんなこと言われても、忙しいんだから寝る時間を削るのは仕方ない」という言い分もあるでしょう。

しかし、実際は因果関係が逆転している可能性があるのです。

つまり、睡眠時間が短いから、高いパフォーマンスで仕事ができず、忙しくなってしまっている――。

日本社会や日本企業では、「寝ないで頑張った」ときに、褒められこそすれ叱られることはあまりないでしょう。しかし、ところ変わればなんとやらで、最近あるアメリカのベンチャーキャピタリストと話したとき、投資する会社の社員が寝不足で出社してきたので、「君は、ほろ酔い気分で仕事をする気か」と注意したと話していました。寝不足が脳のパフォーマンスを下げることをよく知っているのです。

書店に行くと、さまざまな時間管理術の本が売られています。

TO‐DOリストをつくる、「人と会う日」を決めておく、メールをする時間を決める、あらかじめオフの予定を組み入れるなど、効率よく仕事を進めるためのコツがたくさん書かれていますが、わたしにはどうにも不思議に思っていることがあります。

それは、睡眠時間があまりにも考慮されていないことです。

もしわたし自身が「脳を疲れにくくするための時間管理術」という本を書くとしたら、「睡眠時間の確保」は必ず盛り込みます。そして、「1日のスケジュールはまず寝る時間と起きる時間を書き込むことから」という提案をします。

よく考えると、わたしたちが子どものころは、寝る時間と起きる時間が決まっていました。しかし大人になるにつれていつしか睡眠リズムが乱れ、それにともなって疲れもどんどんたまるようになってきたように思います。

睡眠は、脳のパフォーマンスや疲れの回復に決定的な役割を果たしているのです。

寝る子はやせる?

ちなみに十分な睡眠をとっているかどうかで、ダイエットの成否も決まります。

いかに食事をコントロールしようとも、質の悪い睡眠を続けていたのでは、長期的にやせることは不可能です。

その秘密は食欲を左右するホルモンにあります。食欲にかかわる重要なホルモンには、「グレリン」と「レプチン」という2つがあります。グレリンは消化管から分泌されるホルモンで、食欲を増進させる働きがあります。一方のレプチンは脂肪細胞から分泌されるホルモンで、食欲を抑える働きがあります。

やせるためにはグレリンの分泌を抑え、レプチンの分泌を増やすべきですが、寝不足になると逆にグレリンが増えてレプチンが減ってきます。すると食欲が抑えられなくなるので、ダイエットに失敗してリバウンドするのです。睡眠時間が減るとそれだけ日中の活動時間が増えますから、身体は「活動のエネルギーを賄うためにもっと食べなくては！」と反応してしまうのでしょう。

同時に、睡眠不足は疲れを招きますから、起きているあいだの行動による活動代謝も下げてしまいます。

つまり、睡眠不足になると、代謝は低下するのに食欲は高まってしまう。これでは、太らないほうがおかしい。

したがって、脳を疲れさせないだけでなく、肥満を防ぐためにも、十分な睡眠時間を確保することが大事です。

不眠の3症状とは

こういう話をすると、必ず「世の中には、1日4時間ぐらいの睡眠でも平気なショートスリーパーがいるじゃないか」と反論する人がいます。

たしかに適切な睡眠時間には個人差があります。また、適切な睡眠時間は、年齢によっても変わってきます。一般に夜の睡眠時間は、25歳から45歳までは約7時間、45歳から65歳までは6時間半、65歳以上は6時間ぐらいだと報告されています。つまり、年をとるにつれて睡眠時間は減ってくるわけです。

では、自分に適切な睡眠時間を知るにはどうすればいいのでしょうか。

ひとつの目安は、「日中に眠くならない」ということです。

仕事中にうとうとしたり、頭がぼんやりしたりする人は、おそらく睡眠時間が足りていません。

さらに、睡眠は「量」だけでなく「質」が非常に重要です。

まず、自分が次の「不眠の3症状」に当てはまっていないかどうか、チェックしてみましょう。

①入眠困難…なかなか寝つけない
②中途覚醒…寝ている途中で起きてしまう
③早朝覚醒…起きたい時間より早く目が覚めてしまう

いずれかに心当たりのある人は、睡眠の「質」が低く、脳が上手に休めていない可能性があります。そこでまずは、こうした症状が起きる理由を、眠りのメカニズムから考えていきましょう。

「心」を休める睡眠と「脳」を休める睡眠

睡眠には、大きく分けて「レム睡眠」と「ノンレム睡眠」の2種類があります。一般的に、レム睡眠は浅い眠り、ノンレム睡眠は深い眠りといわれていますが、両者の眠りの質はかなり違います。かんたんにいうと、レム睡眠は心を休める睡眠であるのに対して、ノンレム睡眠は脳や体を休める睡眠です。

人は眠っているあいだに、レム睡眠とノンレム睡眠を交互におこなっています。入眠してからしばらくすると、人は深い眠り（ノンレム睡眠）に落ちていきます。それから30分くらいでノンレム睡眠でも、もっとも深い眠りの領域に達します。ここから60分ほどかけてレム睡眠の最初のピークが訪れます。その後も、大体90分を1サイクルとして、ノンレム睡眠とレム睡眠が繰り返されます。

レム睡眠の語源は「Rapid Eye Movement sleep（急速眼球運動睡眠）」です。つまり、レム睡眠のあいだは、目を閉じていても、眼球は忙しく動き続けています。動き続けているのは眼球だけではありません。レム睡眠のあいだは、脳も活発に動いています。とくに記憶力を司る海馬の動きは活発で、レム睡眠には、記憶を定着させる効果があることがわかっています。

近年では、レム睡眠に感情的なストレスを緩和させる効果があるという研究結果も報告されています。

それに対して、ノンレム睡眠の場合、この眼球運動がおこなわれず、脳や体が休息しています。頭の芯から疲労を回復させることはもちろん、とくに入眠時から3時間の眠り（ノンレム睡眠が多い）は成長ホルモンの分泌が活発になり、肌や筋肉の再生に好影響を与えます。

また、浅いレム睡眠が記憶を定着させる効果があるのに対して、深いノンレム睡眠には、記憶を統合する効果があると指摘されています。脳は神経細胞（ニューロン）のかたまりであり、神経細胞はインターネットのような無数のネットワークをつくり上げています。

記憶を保持しているのも神経細胞のネットワークですが、起きているときは比較的狭い範囲のネットワークでしか記憶はリンクしないようになっています。ところが、深い眠りに入ると第1章でお話しした「デフォルト・モード・ネットワーク（DMN）」になるので、起きているあいだはリンクしない脳内のあちこちにある記憶がネットワーク化されるようになるのです。

第1章でもお話ししましたが、このDMNは、脳内の神経を接続して、さまざまな記憶、感情、運動などを結び付ける働きをしているといわれます。DMNはぼーっとしているときやノンレム睡眠のときに活性化しますが、瞑想によって人為的にその状態をつくり出すこともできます。

お酒に頼った睡眠は脳を疲れさせる

73ページの図は、睡眠の深さと睡眠時間の関係をあらわしたものです。

さきほど、90分を1サイクルとして、レム睡眠とノンレム睡眠が繰り返されるという話をしましたが、図を見てわかるように、両者の割合は時間がたつにつれて変化していきます。

注目してほしいのは、入眠直後から3時間までのあいだに、もっとも深いノンレム睡眠が訪れるという点です。この3時間は、脳の疲れを十分にとることができる「睡眠のゴールデンタイム」と考えてください。

逆にこれ以降は、睡眠はだんだんと浅くなり、レム睡眠の時間が長くなっていきます。ですから、脳を十分に休ませるためには、スムーズに入眠して、深いノンレム睡眠をとることが重要になってきます。

ただし、眠りにつきやすいからといってお酒を飲むのはちょっと待ってください。お酒を飲むとたしかに寝つきはよくなります（ただし、少量のアルコールは逆に覚醒効果のほうが強いです）。

しかし、それは一時的なものにすぎません。アルコールには利尿作用があるため、

レム睡眠とノンレム睡眠の周期

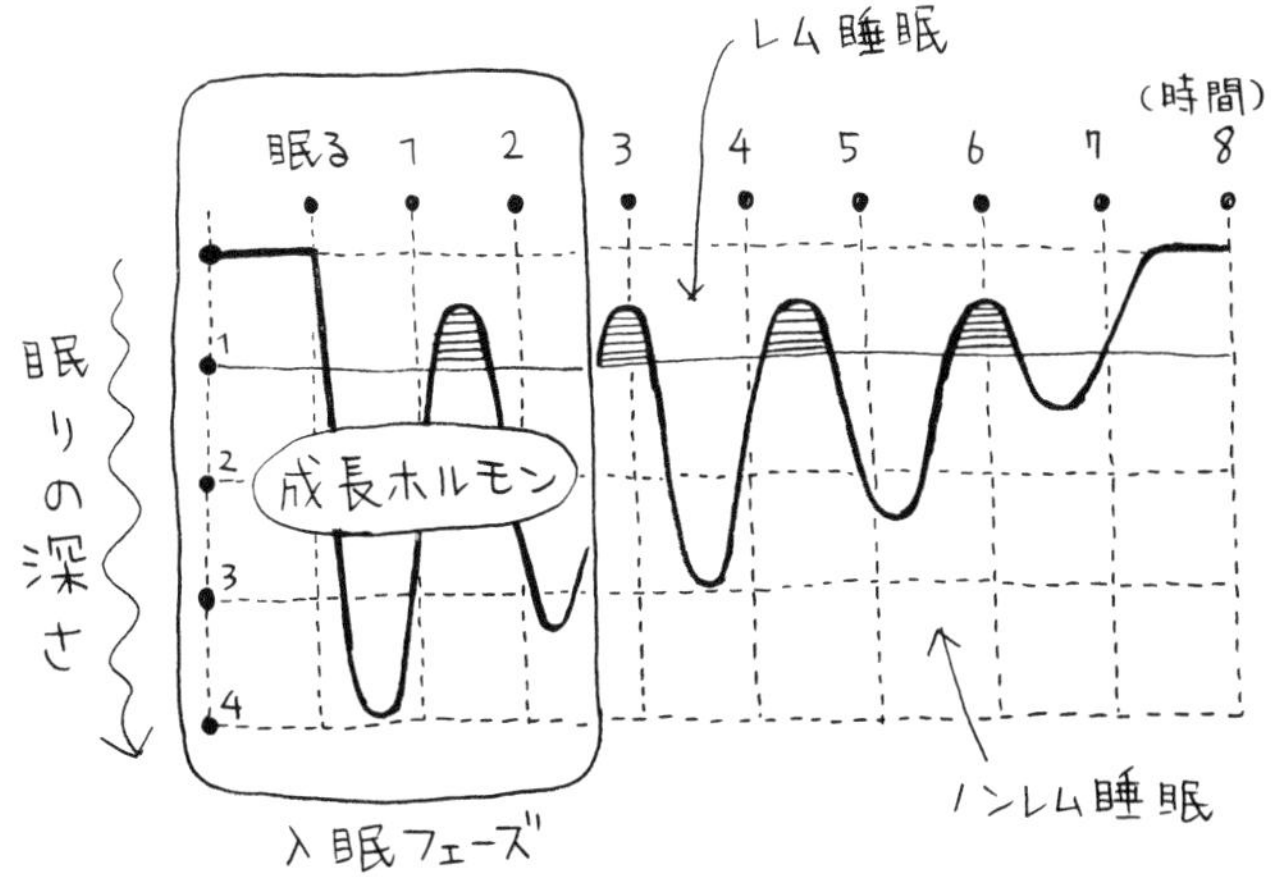

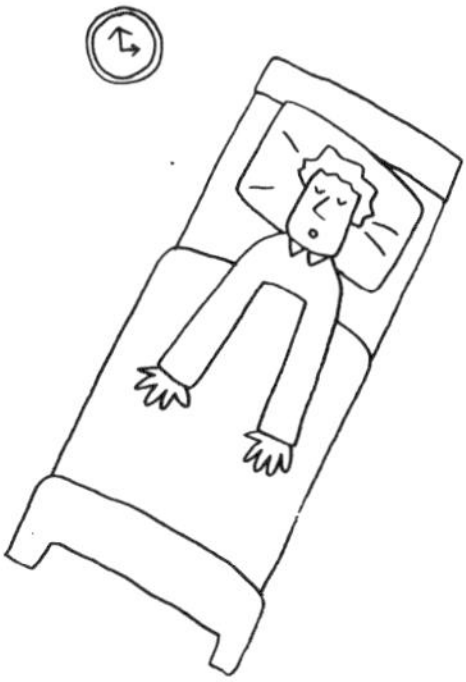

夜中に目を覚ましてしまいます。また、お酒を分解する過程で交感神経が優位になるので、脳が覚醒して、これまた目覚めやすくなってしまうのです。

実際にお酒を飲んだ人の睡眠の質を見ると、頻繁に覚醒するため、深い睡眠をとることができないことがわかっています。つまり、お酒に頼った睡眠は脳を疲れさせてしまうわけです。

晩酌をしたい場合は適量にとどめておき、できれば寝る3時間前までには切り上げるようにするとよいでしょう。

入眠上手になる秘訣

とはいえ「お酒の調整はできないよ！」とおっしゃる気持ちは、わたし自身も痛いほどよくわかります。

では、どうすれば無理なく眠りにつくことができるのでしょうか。

入眠上手になる最大のポイントは、体温を適度に下げることです。

脳は、体温が下がると眠気を感じ始めるので、ふつうに過ごしていても、寝る前には体温はだんだん下がっていきます。ならば、このメカニズムをうまく使って、脳が眠気を感じやすいように誘導すればいいわけです。

そのためにおすすめしたいのは、夕方や寝る1時間前ぐらいに散歩や軽いストレッチをすることです。運動しているときは一時的に体温が上がりますが、その後は、体温が下がりやすくなります。ですから、寝るころになると、脳は体温の低下を察知して、眠りに入りやすくなるのです。

ただ、軽いストレッチとはいえ、毎日実行する習慣を身につけるのは、なかなかハードルが高いかもしれません。

そういった人は、入浴時間を調整してみましょう。就寝直前にお風呂に入ると、体温がなかなか下がらず、寝つきが悪くなります。寝る1時間から2時間前にお風呂に入って、一度体温を上げておくと、寝るころにちょうど体温が下がり、深い眠りに入っていけます。

入浴についてはお風呂の温度も大切です。熱いお風呂は交感神経が活発になり、脳が覚醒してしまうので要注意です。ややぬるめに感じる38～40度ぐらいに設定しましょう。

カフェイン、強い光は眠りの天敵

スムーズな入眠にとって大敵となるものが2つあります。

「夕方以降のカフェイン」と「刺激の強い光」です。

カフェインに覚醒効果があることは多くの人がご存じだと思います。でも、その効果はどれぐらい持続するのでしょうか?

じつはこれがかなり長く、およそ5~7時間は続きます。たとえば、夜8時ぐらいにコーヒーを飲むと、深夜1時ぐらいまで、脳は覚醒モードになってしまうわけです。ですから、コーヒーや紅茶好きの方も、できるだけ夕方以降は飲まないように心がけてください。


次に、「刺激の強い光」についてです。強い光は、メラトニンという睡眠ホルモンの分泌を妨げます。

メラトニンは、起床して14~16時間後から増えていきます。6時に起床している人は、20時から22時ぐらいです。

このメラトニンには、体温を下げる働きがあります。体温が下がると眠気が生じます。また、メラトニンには呼吸や血圧を安定させ、副交感神経を優位にする働きもあります。「睡眠ホルモン」という言い方が示すように、わたしたちを睡眠に誘導するのがメラトニンの重要なミッションなのです。

ところが、強い光やスマホやタブレットなどから発せられるブルーライトには、メラトニンの分泌を阻害する働きがあることが知られています。

また、帰宅前にコンビニに寄って、強い照明を浴びてしまうと、それだけでメラトニンの分泌は抑制されてしまいます。

ですから、夜の7時を過ぎたら、できるだけ「強い光」を避けるようにしてください。できれば、家の照明は、夕焼けのようなオレンジ系の照明、あるいは刺激の少ない間接照明に切り替えるといいでしょう。

メラトニンの影響は、入眠時だけにかぎりません。メラトニンは、朝の光を浴びるまで、寝ているあいだも分泌され続けます。夜に強い光を浴びるかどうかは、睡眠の質全体を決定的に左右するのです。

体内時計は2種類あった

睡眠を司るメラトニンに対して、起床時に大きな役割を果たすのがコルチゾールというホルモンです（第1章では、「ストレスホルモン」として紹介）。

コルチゾールは、活動する（ストレスに対処する）ためのエネルギーを準備する命令を出す働きをしています。このコルチゾールは起床の2～3時間前から分泌が増えていき、起床後1時間ぐらいで最大値に達します。

だったら、自然に起きられるからいいじゃないかと思いがちですが、そうではありません。コルチゾールは、体内時計とのかかわりが深く、体内時計が乱れていると、コルチゾールの分泌も不安定になってしまいます。

朝起きてもスッキリしなかったり、やる気が出なかったりするのは、体内時計が狂ってしまっているからです。

最近の研究によれば、体内時計には2種類あることがわかっています。

ひとつは「主時計」と呼ばれる、わたしたちが一般的に想像する体内時計です。もうひとつは、「末梢時計」という体内の代謝リズムをコントロールする時計です。

「主時計」は1日のリズムをつくる司令塔となる時計で、光によって調節されます。毎朝、朝日を浴びることで1日の始まりを正しく認識し、体内の時間を調節します。

一方、「末梢時計」は主時計からの指示は受けつつも、食事による刺激で調節されます。そのため、「末梢時計」は食事のリズムに左右されながら、独自に1日のリズムをつくり出してしまいます。

つまり、「光」と「食事」という2種類の刺激が同じリズムを刻まなければ、2つの体内時計はかんたんに異なるリズムを刻んでしまうということです。2つの体内時計が狂ってしまうと、体が混乱してしっかりとした睡眠リズムをつくることができなくなるので、睡眠の質が低くなるのです。

では、どうすれば狂ってしまった2つの体内時計を同調させて、睡眠の質を高めら

2つの体内時計の合わせ方

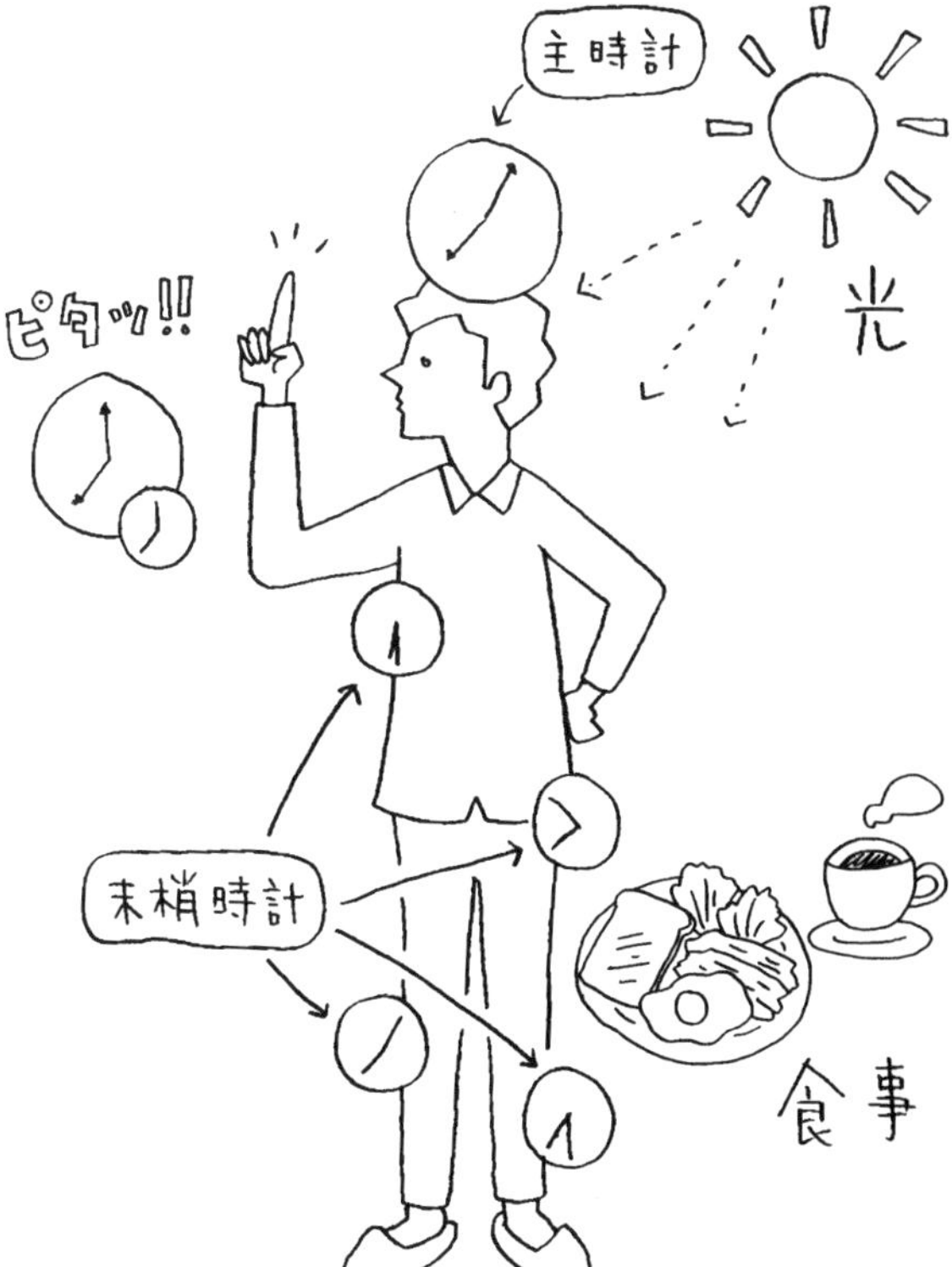

れるのでしょうか？

答えはそれほど難しいことではありません。起床から1時間以内に、太陽の光を浴びて、朝食をとることです。

起きても、暗い家の中にいたままでは、主時計が狂ってしまいますから、しっかり太陽光を浴び、主時計をリセットする。それに合わせて、朝食を食べることで、食事のリズムによって調節される「末梢時計」にも1日の始まりを正しく認識させることができます。

休日の寝だめが体に悪い理由

体内時計については、もうひとつ注意したいことがあります。

いくら主時計と末梢時計のタイミングを合わせても、起きる時間が日によってまちまちであれば、体内時計そのものが狂ってしまいます。いわゆる「時差ぼけ」の状態です。

時差ぼけは、海外出張するときだけに起きる現象ではありません。週末の「寝だめ」は海外出張に匹敵する時差ぼけを引き起こしてしまうのです。

たとえば、週末は10時まで寝ているとします。その状態で、月曜日に7時に起きると、単純に3時間の時差が発生することになりますが、これは「社会的時差ぼけ」と呼ばれています。

このような「社会的時差ぼけ」になると、起床を準備するコルチゾールも十分に分泌されないばかりか、交感神経も活発にならないため、頭がぼんやりしたり、体が重たくなったりしてしまうのです。

もし月曜日から疲れているなあと思ったら、「社会的時差ぼけ」を疑ったほうがいいかもしれません。

では、この「社会的時差ぼけ」はどうすれば解決できるのでしょうか？

つらいかもしれませんが、平日も休日も同じ時間に起きることが、結果的に1週間を楽に過ごせる近道です。平日の起床時間に対して、休日はなるべくプラスマイナス1時間くらいの差に抑えましょう。足りない分は明るい場所で昼寝をするなどして調整する。それだけで、月曜日の朝の疲れは劇的に変わってきます。

「攻めの休養」をとろう

休養には、身体に負担をかけずにひたすら休む「消極的休養」と、心身を軽い活動状態にする「積極的休養」の2種類があります。

瞑想や睡眠は、「消極的休養」の代表です。

日本人は、消極的休養をとることも苦手ですが、積極的休養になると輪をかけて不得意なようです。

アメリカには、経営者の働き方を支えるエグゼクティブコーチという職業があります。たまたまチャンスがあって、エグゼクティブコーチの方に話を聞くことができたのですが、まず手をつけるのは「休みの予定を入れる」ことだそうです。

経営者たちは、常に膨大な仕事を抱えていますから、放っておくと、いくらでも働き続けてしまいます。しかし、それは結果的に仕事のパフォーマンスを大きく下げることになるので、エグゼクティブコーチたちは、何カ月も前から休みの計画を組み込ませるのです。これは「攻めの休暇」とも呼ばれています。

たとえば、マイクロソフトの共同創業者ビル・ゲイツは1年に1回必ず「Think Week」という1週間を確保しています。この1週間は絶対に仕事をしないで、じっくりと物事を考えたり、読書をしたりする時間にあてるのです。

消極的休養も積極的休養も、目的は同じです。

要するに、疲れた脳を休ませるということです。脳を上手に休ませることが、長期的には疲れない脳をつくり、高いパフォーマンスで仕事を続けることができる。

情報過多、接続過剰の時代にあって、「休む力」を身につけることこそ、最大の能力開発であるといってもいいでしょう。

第3章

仕事のパフォーマンスを劇的に高める「姿勢」術

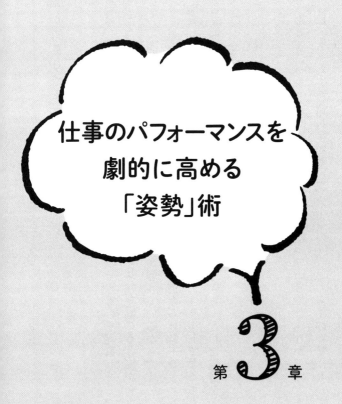

腰痛と肩こりで生産性は3割ダウン

前章では、瞑想中に眠くなることのないよう、睡眠そのものを見直しました。次は「姿勢」です。というのも、慣れないうちは、瞑想を5分も続けると体がグラグラしてくるからです。その理由はわたしたちの「体幹」が弱っているからです。

サッカー日本代表元監督の岡田武史さんは、かなり以前から体幹トレーニングの重要性を指摘し、また、自身でも指導しておられますが、アスリートでなくても日ごろから体幹を鍛えることは大事です。体幹は、ふだんからきちんとした姿勢をとっていないと、あっという間に弱ってしまいます。

本章では、体幹を意識した正しい姿勢について見ていきます。

みなさんは、いつもどんな姿勢でパソコンを使っているでしょうか。たとえばわたしの場合は、ちゃんと意識しないと、次ページの(a)(b)どちらかの姿勢になっています。

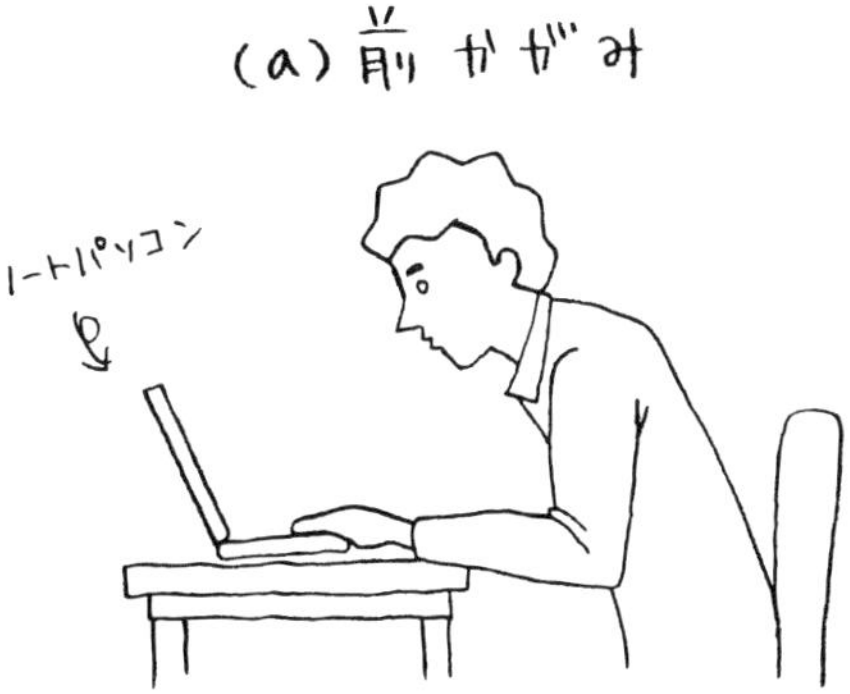
(a) 前かがみ
ノートパソコン

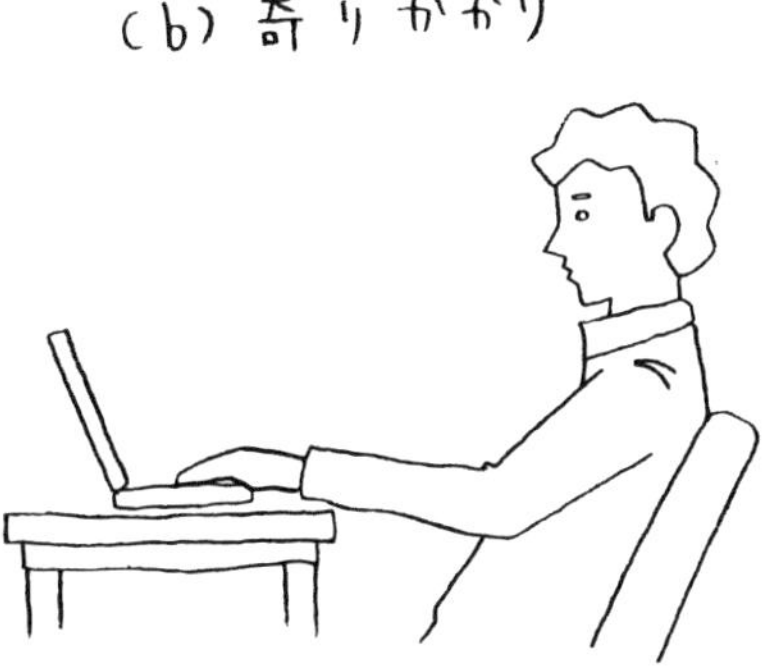
(b) 寄りかかり

ノートパソコンを使っていると、どうしても前かがみになり、肩や腰に負担がかかります。すると今度は椅子に寄りかかってモニターを見るようになるのですが、それはそれで肩や腰を痛めてしまうわけです。これはデスクトップのパソコンを使っている人もほぼ同じような状況かと思います。

デスクワーカーは、仕事時間の大半をパソコンとにらめっこしているわけですから、パソコンを使っているときの姿勢は、健康状態にも甚大な影響を与えます。

なかでも多いのが、肩こりと腰痛です。

30代にもなると、肩こりや腰痛が気になって、仕事に集中できない人が増えてきます。つまり姿勢の悪さが、仕事のパフォーマンスを落としているわけですが、実際にどの程度影響を与えているのでしょうか?

健康日本21推進フォーラムという団体は、2013年に「疾患・症状が仕事の生産性等に与える影響に関する調査」を実施しました。この調査では、健康なときの自分の仕事のパフォーマンスを100点満点として、健康状態による不調時の得点を自己評価してもらっています。

集計をとると、腰痛、首・肩こりがあると生産性は平均でおよそ70点まで下がり、やる気や集中力も65点まで下がることがわかりました。コミュニケーション能力も73点まで下がっています。

やる気、集中力、コミュニケーション能力は、どんな仕事をするうえでも必要です。したがって、腰痛や肩こりは、あらゆる仕事のパフォーマンスを約30％下げてしまう可能性があるのです。

PCモニターの位置を変えるだけで仕事がはかどる

では、どのようにすれば、仕事中の姿勢を改善することができるでしょうか。

カイロプラクターでアスレチックトレーナーの友広隆行さんに教えてもらった方法を紹介しましょう。

まず大事なのは、PCモニターの位置を目線の高さに変えることです。具体的には、モニターを3分割して、上の3分の1の位置と目線が同じ高さになるのが理想です。デスクトップパソコンの場合、モニターの下に厚い雑誌や本を重ねれば、すぐに高さは調整できます。

実際、わたしは厚い教科書を何冊も重ねてモニターの位置を上げました。ノートパソコンを使っている人は、ノートパソコン用のスタンドを使うのもいいでしょう。あるいは、モニターを別売りの大きなものにしてもいいと思います。

目線がまっすぐになれば、おのずと背筋は伸びますが、肩こりや腰痛を防ぐためには、もうひとつ重要なポイントがあります。それは「キーボードは膝の上に置く」ということです。

どうしても机の上にキーボードがあると、腕と肩をあげて打つことになり、体に負担がかかります（94ページ(a)）。

しかし膝の上でキーボードを打てば、まったく肩に負担をかけることなく、自然に仕事をすることができるのです（94ページ(b)）。

パソコンを使うときの理想的な姿勢

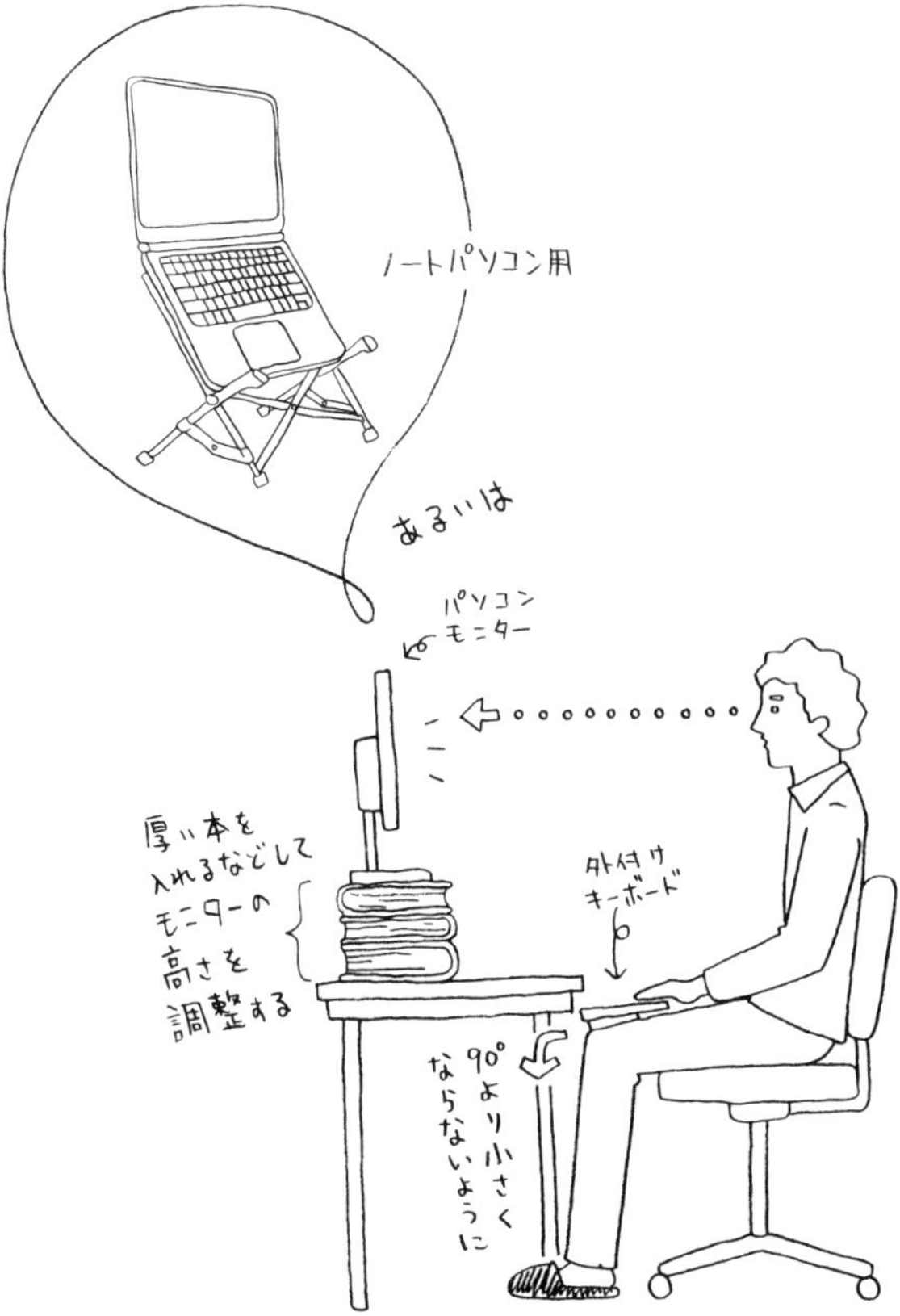

(a) 机の上にキーボード

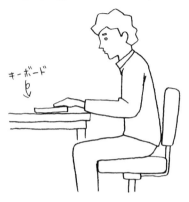

(b) 膝の上にキーボード

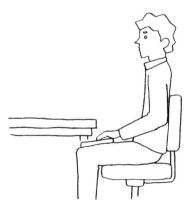

友広さんに教えてもらったポイントを同僚にも実践してもらったところ、すぐに成果が出てきました。

「1週間続けたら、肩こりや腰痛がなくなった」
「集中力が全然違う」
「仕事中に眠くならなくなった」
「もう元には戻れない」

といった声が続々とどいています。

何かの折に幕末の志士・坂本龍馬の写真を見たのですが、背筋がスッと伸びており、まさに理想的な座り方だと感心しました。もしオフィスに龍馬が座っていたら、「なんていい姿勢で仕事をするやつだ！」とまわりから褒められていると思います。

座り方のお手本は龍馬！

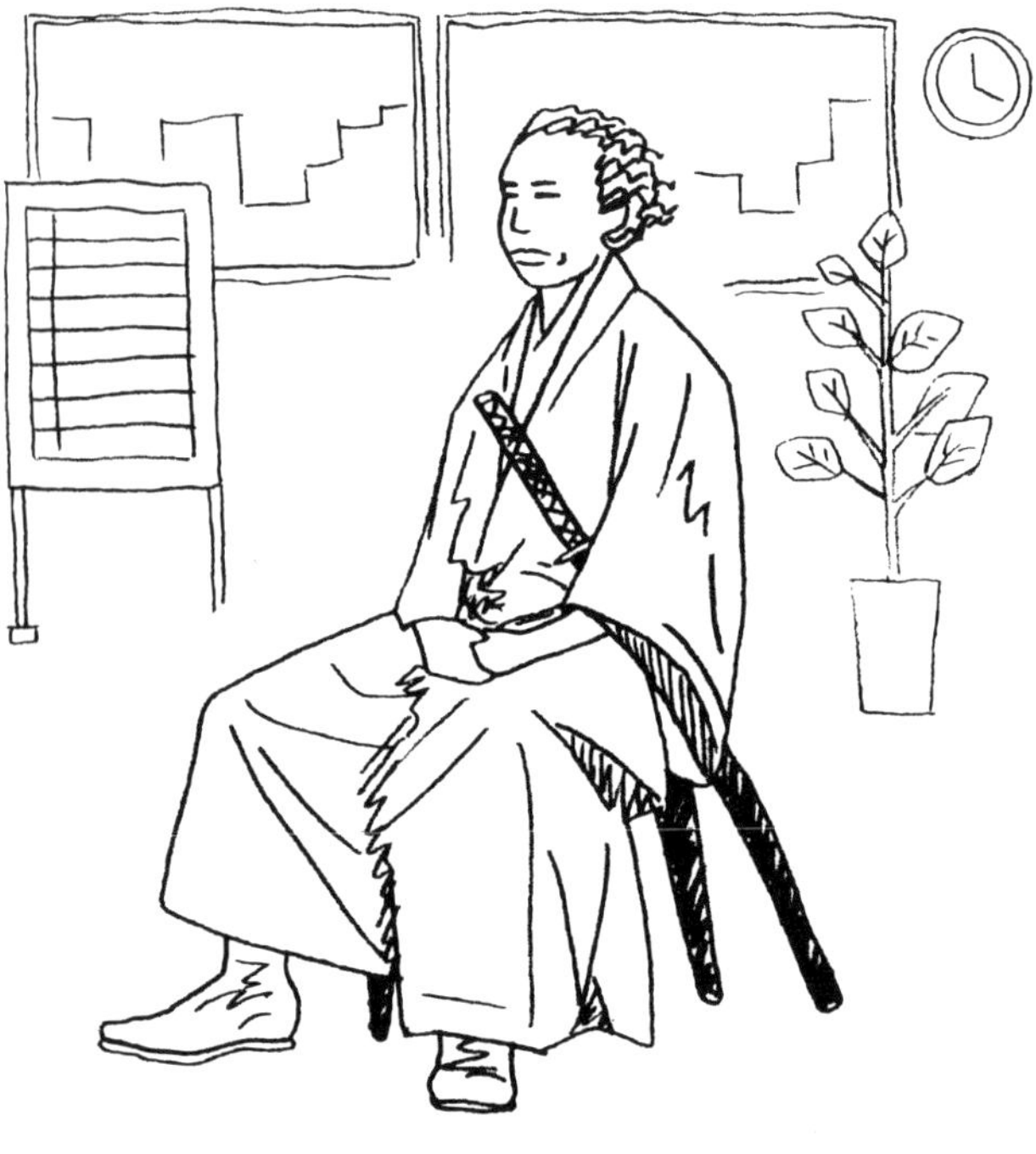

「座りすぎ」が死亡リスクを高める

ここまで正しい座り方について見てきましたが、いくら姿勢よく座っていても、座りっぱなしは非常に体に悪いことがわかっています。

2010年、サウスカロライナ大学運動科学部のスティーブン・ブレア教授らは、驚くべき研究成果を発表しました。

8000人の健康な男性を、21年間にわたって調査したところ、テレビの視聴時間や車での通勤時間が長い、つまり座っている時間が長い男性ほど、心臓病による死亡リスクが高いということがわかったというのです。

座りっぱなしがよくないなら、その分運動をして補えばいいと思うかもしれませんが、この研究結果の怖いところは、たとえ運動をしている人でも、1日のうちで座っている時間が長ければリスクが高くなるということです。

同様の調査はほかにもあります。

2012年、シドニー大学のエイドリアン・バウマン教授らは、22万人の対象者を3年間調査しました。その結果、1日に合計して11時間以上座っている人は、どれだけ運動をしていても、3年以内に死亡するリスクがそうでない人より40%も高かったと報告しています。また、1日に合計して8~11時間座っている人は、座る時間が4時間以下の人にくらべて、死亡するリスクが15%も高いという結果が出ました。

このような「座りすぎの弊害」については、その後もさまざまな研究が出されています。日本では岡浩一郎さん（早稲田大学スポーツ科学学術院教授）がこの分野の第一人者であり、近年メディアで姿を拝見する機会も多いため、もしかしたらご存じの方もいらっしゃるかもしれません。より詳細に知りたい方は、岡さんの『「座りすぎ」が寿命を縮める』（大修館書店）をご覧ください。

ところで多くの人は、1日に座っている時間がどのくらいかなど、考えたこともないと思いますが、ある統計によれば、現代人は起きている時間の半分近くを、椅子の上で過ごしています。時間にすると、9・3時間にもなります。

座りすぎは、寿命を縮めるだけでなく、肥満や糖尿病、心臓病などの病気になりやすいことも明らかになっています。

なぜ座りすぎがよくないのでしょうか。

ミズーリ大学コロンビア校のマーク・ハミルトン教授は「座ると、脂肪の燃焼に関係する酵素の働きが、止まってしまうからだ」と説明しています。

わたしたちの筋肉には、リポタンパク質リパーゼ（LPL）と呼ばれる、脂肪燃焼にかかわる酵素があります。長時間座り続けていると、筋肉の収縮がなくなって、この脂肪を燃焼する酵素が働かなくなるので新陳代謝が悪くなります。その結果、肥満や、糖尿病のリスクが高まるというわけです。

「座っていても、パソコンなどで作業をしていれば、腕の筋肉を動かすのでは？」と思うかもしれませんが、ハミルトン教授によれば、人間の筋肉の大部分は足や背中についているため、座って腕だけ動かしていても意味がないといいます。

では、座っているあいだに脂肪燃焼が止まるのだとすれば、どうすればよいのでしょうか。

「筋肉の収縮を開始すれば、脂肪燃焼にかかわる酵素は、また働き始めます。よくないのは、何時間も座りっぱなしでいることです」と、ハミルトン教授は述べています。

つまり、何時間も座り続けるのではなく、途中で立ち上がり散歩などをし、足や背中の筋肉を動かせば、脂肪燃焼効果が再び得られるようです。

目安として、30分ごとに立ち上がり、2分ぐらい歩くと、健康リスクはかなり下げることができます。ある研究によれば、30分おきに2分歩くと、半年で7104キロカロリーを消費できるといいます。体重にすると1キロやせられる計算です。

わずか2分でも、積もれば1キロダイエットになります。

「座るときは姿勢よく、ただし座りっぱなしは厳禁」ということを心がけて、デスクワークに取り組んでみてください。

水は百薬の長

とはいったものの、デスクワークをしながら、30分ごとに歩くのはついつい忘れてしまいがちです。そこで、誰にでもできて一石数鳥にもなるライフハックをご紹介しましょう。

それは、「座っているあいだにたくさん水を飲む」ことです。

わたしもこれを実践しているのですが、意識して水分をとりながら仕事をすると、自然にトイレが近くなるので、頻繁に立ち上がり、2分ぐらい歩くことができるようになります。

しかも、水分補給はそのまま健康維持にもなります。一般に、適切な水分補給をすると、次のような効果があるといわれています。

・代謝を活性化する

・疲労回復になる
・関節を柔軟にする
・腎臓の働きを促進する
・高血圧の予防になる
・便秘の防止になる

わたしも意識して水分をとる前にくらべて体の調子がよくなってきたことを実感しています。

「疲れない脳」と「疲れない体」は、別物ではありません。水を飲んで、健康を維持することは「疲れない脳」をつくることに直結しているのです。

ただし、持病があって水分のとりすぎに注意しなくてはならない方は、お医者さんに相談して水分摂取量を決めてください。

本は立って読め

少し話は変わりますが、以前、「本を読むときはどういう姿勢がいちばんよいのか」を考えたことがあります。というのも、当時わたしはハーバード大学に留学していたのですが、慣れない英語ということもあり、教科書や論文を読むとすぐに眠くなって困っていたのです。

そこで取り入れたのが、「立って読む」ことです。

みなさんも、電車の中で立って本を読んだことはあると思います。おそらく、座って読むよりも集中できているのではないでしょうか。

それを思い出して実践することにしました。

「立ち読み」をさらに効果的にしたのが、「手を使って線を引く」という行動です。

たとえ立っていたとしても、「頑張って理解するぞ」と思って読むと、脳が疲れて眠くなってしまったのです。

そこで初めて本や論文を読むときは、全部を理解しようとせず、大事なポイントだけ線を引くことを目標にしてみました。

ポイントは本を読むことを「動作」にすることです。わからない箇所は飛ばしてもいい。「大事なところに線を引けたら勝ち」と思って本を読み進めます。

一度、読み通した本であれば、再読したときの理解度は飛躍的に高まりますし、通読する時間も短縮します。全体像が頭に入っていますから、部分的に読んだり、重要な箇所を斜め読みしたりなど、目的に応じていろいろな読み方もできるようになります。

だからこそ1回目は「動作として」読み通すことに集中します。「立ち読み＋線引き」は、そのための格好のメソッドになります。手を動かすので脳は活性化するし、すべてを理解しなくてもいいので眠くもなりません。

座りすぎ解消にもなるし、集中力も高まる。本を読むと眠くなって困る、という方は、ぜひ一度、試してみてはいかがでしょうか？

「科学的に効果がある3つの教育法」に共通すること

話を姿勢に戻しましょう。

子どもの教育にとっても、姿勢をよくすることは決定的に重要です。

最近の子どもは、早い時期からゲームやスマートフォンで遊んでいるため、幼くして猫背になりがちです。そのため、小学生でも肩こりや腰痛に悩まされている子どもが多くいるといいますから事態は深刻です。家電量販店でも、店内を走り回るのではなく、マッサージ機に座って気持ちよさそうにしている子どもをよく見かけます。

姿勢のよしあしは、勉強するときの集中力に大きな影響を与えます。

ときどき保護者の方や子どもたちから「どうすれば頭がよくなりますか」と尋ねられることがあります。迂闊《うかつ》なことはいえないので、いろいろと調べてみた結果、自信を持っていえるのは「姿勢をよくしましょう」ということだけです。

第1章で説明したように、猫背になると横隔膜を使うことができないので、呼吸が浅くなります。呼吸が浅いと、十分な酸素が体にも脳にも行きわたらないため、頭がボーッとして、集中力が低下してしまうのです。

以前、世界的な科学雑誌『サイエンス』が「教育特集」を組んだことがありました。子どもの脳の発達にとって効果のある教育法を検証した論文が掲載されていたのです。そのなかで、科学的に効果を実証された教育法として挙げられていたのが、「モンテッソーリ教育」、「ツールズ・オブ・マインド」、そして「武道」です。

モンテッソーリ教育は、20世紀初頭にイタリアの医師モンテッソーリが考案した教育法、ツールズ・オブ・マインドは、ロシアの天才心理学者の教育思想をルーツとする教育法として知られています。

ここではそれぞれの詳細な内容については触れませんが、この3つの教育法には、共通する要素があります。

・姿勢よく活動し、深い呼吸をする

・予想外の刺激があったときに、それに惑わされず、自分が決めたことにちゃんと集中できるようにする

この2つは、実は第1章で説明したマインドフルネスそのものです。姿勢をよくすることは、そのまま深く呼吸することにつながります。そして、姿勢よく、深い呼吸ができるからこそ、集中力は高められます。

その意味では、姿勢も呼吸と同様に、脳の状態をあらわすバロメーターなのです。

ドローイン・エクササイズのすすめ

最後に、誰にでもすぐにできる簡単な姿勢改善のトレーニングを紹介しておきましょう。

胸を張って、細いズボンをはくイメージでおへその下をひっこめる。
この状態を10～30秒続けてください。

これだけです。これを「ドローイン・エクササイズ」といいます。ドローイン(drawin)とは「引っ込める」という意味です。

「姿勢をよくする」というと、多くの人は背中に意識が向かってしまいます。しかし、背中を意識しすぎると、今度は腰を反りすぎてしまい、腰痛になりやすいのです。

一度胸を張ったら、お腹を引っ込めることで、反りすぎを直す。そうすると、骨盤が正しい位置に戻り、体に負担のかからない姿勢をつくることができます。

立っているときでも、座っているときでもかまわないので、このドローイン・エクササイズを気づいたときに何度でも実践すると、姿勢が大きく改善されていきます。

さらに、ドローインの状態で10秒、20秒と歩くドローイン・ウォーキングは、ダイエットにも効果的です。このとき、いつも自分が吸っている空気より、少し上の層の空気を吸うイメージで歩くといいかもしれません。

ドローイン・エクササイズ

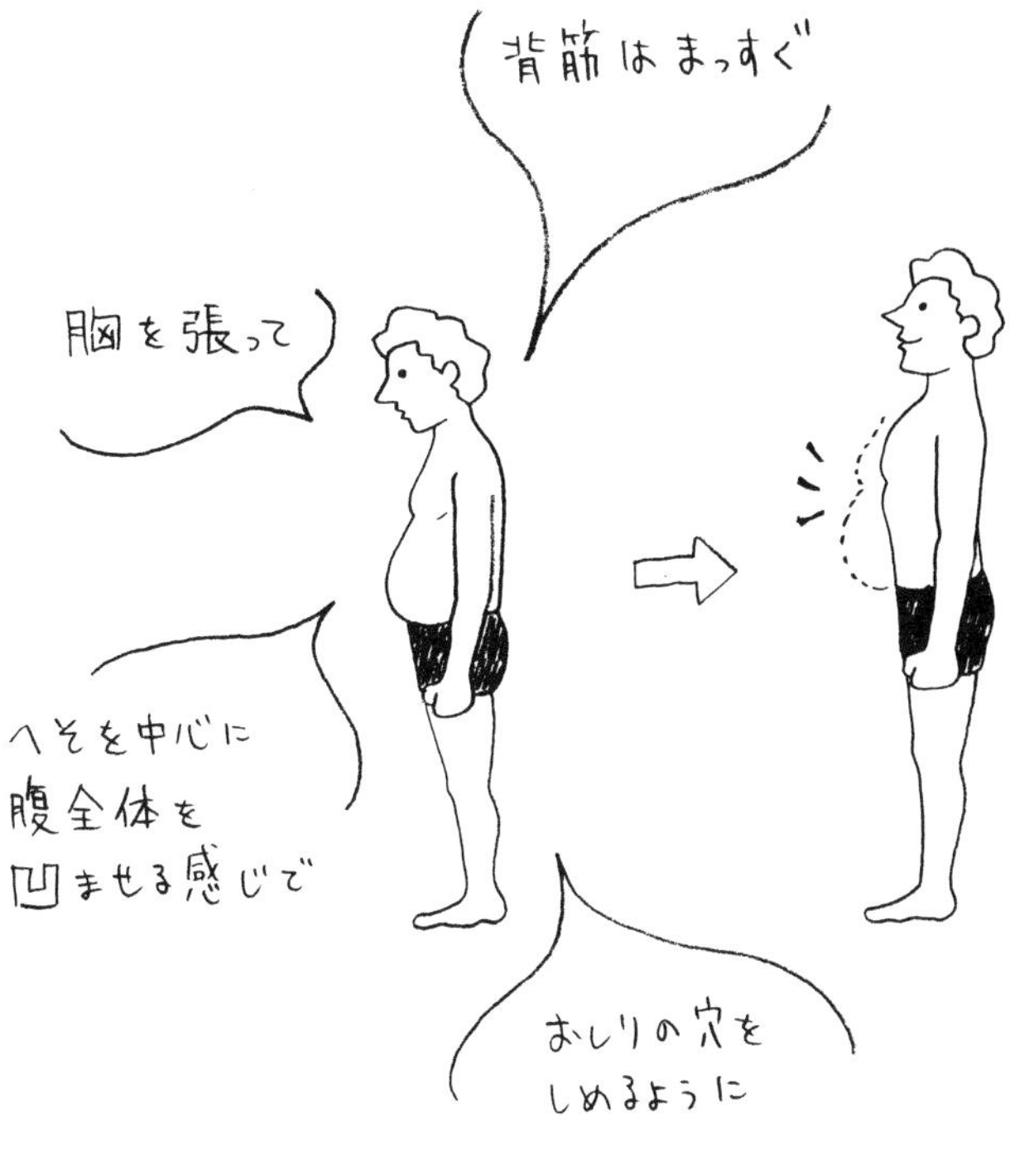
背筋はまっすぐ
胸を張って
へそを中心に
腹全体を
凹ませる感じで
おしりの穴を
しめるように

ドローイン・ウォーキングがきちんとできているかどうかは、手の振り方を見るとよくわかります。

正しい姿勢で歩くと、手の振り幅は前後で同じぐらいになるはずです。余裕があれば、周囲で歩く人の手の振り方も見てみましょう。多くの人は前方だけに手を振っていることに気づくと思います。これは骨盤が歪んでいる証拠です。

姿勢をよくするだけで、仕事のパフォーマンスが上がります。それがこんなかんたんなエクササイズで実感できるのですから、ぜひ試してみてください。

第4章

血糖値を制する者が
仕事を制す
――「食事」術

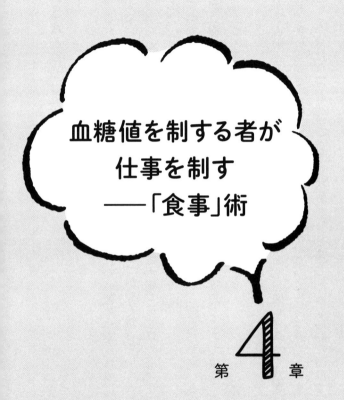

NASAが見つけた「働く力」の源

さて、これまでの話を整理しておきましょう。疲れない脳をつくるために、瞑想の継続が大事、というお話をしました。（第1章）。そして瞑想を続けていくためには、十分な睡眠をとり（第2章）、姿勢をよくして体幹を鍛える（第3章）ということを指摘しました。

そして本章で取り上げるのが「血糖値をコントロールする食事」です。というのも、血糖値が急激に下がると脳が機能しにくくなり、とても瞑想どころではなくなります。具体的なところをさっそく見ていくことにしましょう。

自分が宇宙飛行士になって、宇宙船の中にいる場面を想像してみてください。

宇宙船は狭い空間で、同じメンバーと何日にもわたって一緒に過ごします。しかも身体的にも非常に負荷がかかるような状態が続きます。そんな過酷な環境で、宇宙飛行士はメンバーと協力しながら、それぞれのミッションを遂行しなければなりません。憧れの職業のように見える宇宙飛行士ですが、宇宙船の中での具体的な生活まで想像すると、並大抵の人間では耐えられないことがわかります。

過酷な環境で働く宇宙飛行士には、人並み外れた集中力や想像力、他者への共感力が求められることは言うまでもありません。

しかし、それでもけんかが起きることがあります。


以前、ロシアの宇宙船でこんなことが起きました。宇宙船の中で、宇宙飛行士は互いに採血をすることになっていました。そのとき、ある飛行士が別の飛行士を嫌っていたので、いつもより強く採血の針をさしてしまったのです。その結果、あわや殺し合いになるのではないかというぐらいの大げんかになってしまいました。

このことを知ったNASAは、宇宙飛行士のパフォーマンスについて、さらに研究を重ねる必要性を認識しました。

宇宙飛行士同士のけんかを防ぐには、もちろんメンバーのマッチングも大切ですが、その点については十分に考えてメンバーを選んだはずです。それ以外にも、やはり個々の宇宙飛行士の集中力、想像力、共感力が低下しないような感情のマネジメントが必要であるということになりました。

みなさんも心当たりがあると思いますが、機嫌がいいときは大して気にならないような発言でも、イライラして不機嫌なときだとカチンときてしまうことがあります。では、イライラしないために有効な手段は何でしょうか。

NASAが出したひとつの結論は、「血糖値を一定にコントロールする」ということでした。

一流の人間が血糖値を重視する理由

テニスのジョコビッチをはじめ、超一流のスポーツ選手は、「血糖値コントロール」を非常に重視しています。またビジネス界でも、たとえばP&Gという会社では、「コーポレート・アスリート」という研修プログラムのなかで、1日を通して血糖値を一定の範囲内に保つことが社会人の身だしなみであるとさえ教えているといいます。

血糖値とは、血液中に含まれるブドウ糖の量です。

ふつう、血糖値は食事をすると上がります。まず、食べ物のなかに入っている炭水化物という栄養素が分解されてブドウ糖になり、このブドウ糖が小腸で吸収されて、血液によって体中に運搬されていくのです。

ブドウ糖は生命活動にとって欠かすことのできないエネルギー源ですが、なかでもブドウ糖をもっとも必要とするのが「脳」です。

だからこそ、血糖値のコントロールが仕事のパフォーマンスを維持するうえでも決定的に重要になってきます。

では炭水化物をたくさん摂取すればいいかというと、それほど単純ではありません。

血糖値は、朝昼晩の三食をきちんと食べると一定の数値で推移します。しかし、たとえば朝食を抜き、お腹がすいた状態で昼食を食べると、血糖値は急上昇してしまうのです。

通常、食事をした後、ブドウ糖が血液中に送られていくと血糖値が上がり始めます。血糖値が上がると、今度はすい臓からインスリンというホルモンが分泌されます。インスリンは、ブドウ糖を全身の細胞に送り込むので、血糖値は下がります。

しかし、朝食を抜いて昼食を食べると血糖値が急上昇するので、インスリンも大量に出てしまいます。そうなると血糖値は急降下し、結果としてイライラしやすくなったり、集中力が低下したり眠くなったりします。


ちなみに糖尿病というのは、インスリンが十分に分泌されなかったり、分泌されても働きが不十分で、ブドウ糖が細胞や脳に回らなくなったりする病気です。つまり、血液中にブドウ糖がたまってしまって、脳も体も糖をエネルギーとして使えなくなってしまうのです。

血糖値を左右する2大要因

ここまで見てきたように、脳を働かせるためには、炭水化物の摂取が必要です。しかし、炭水化物をとりすぎると、インスリンの分泌が多くなりすぎてしまいます。すると、炭水化物が分解されてできたブドウ糖は、インスリンの働きにより全身の細胞に吸収されてしまい、脳に回らなくなって、脳のパフォーマンスが落ちてしまいます。したがって、「糖をどのように摂取するか」が、脳のパフォーマンスを大きく左右することになります。

では、適切に炭水化物を摂取する方法を見ていきましょう。

血糖値に大きな影響を与える要素として、次の2つが挙げられます。

①どれだけ欠食しているか

②どんな炭水化物を摂取しているか

①はさきほども紹介したように、朝食を抜くと、それだけ血糖値の変動が高くなり、低血糖状態が起きやすいということです。

次ページのグラフは、一日三食を食べた場合、朝食を抜いた場合、朝食も昼食も抜いた場合の血糖値の変化を示したものですが、欠食が多いほど、血糖値の変化が激しくなっていることがおわかりいただけると思います。

では、三食をきちんと食べれば十分かというと、それだけでは合格点ではありません。血糖値をコントロールするために、より重要なのは「食事をとるタイミング」です。

たとえば、朝7時に食べて、昼は12時に食べると、その間は5時間空きます。

これだけ空いてしまうと、朝、昼と食べても、血糖値の変動が大きくなっています。だから、午後になって血糖値が急降下すると、眠くなったり、ボーッとしたりしてしまうのです。

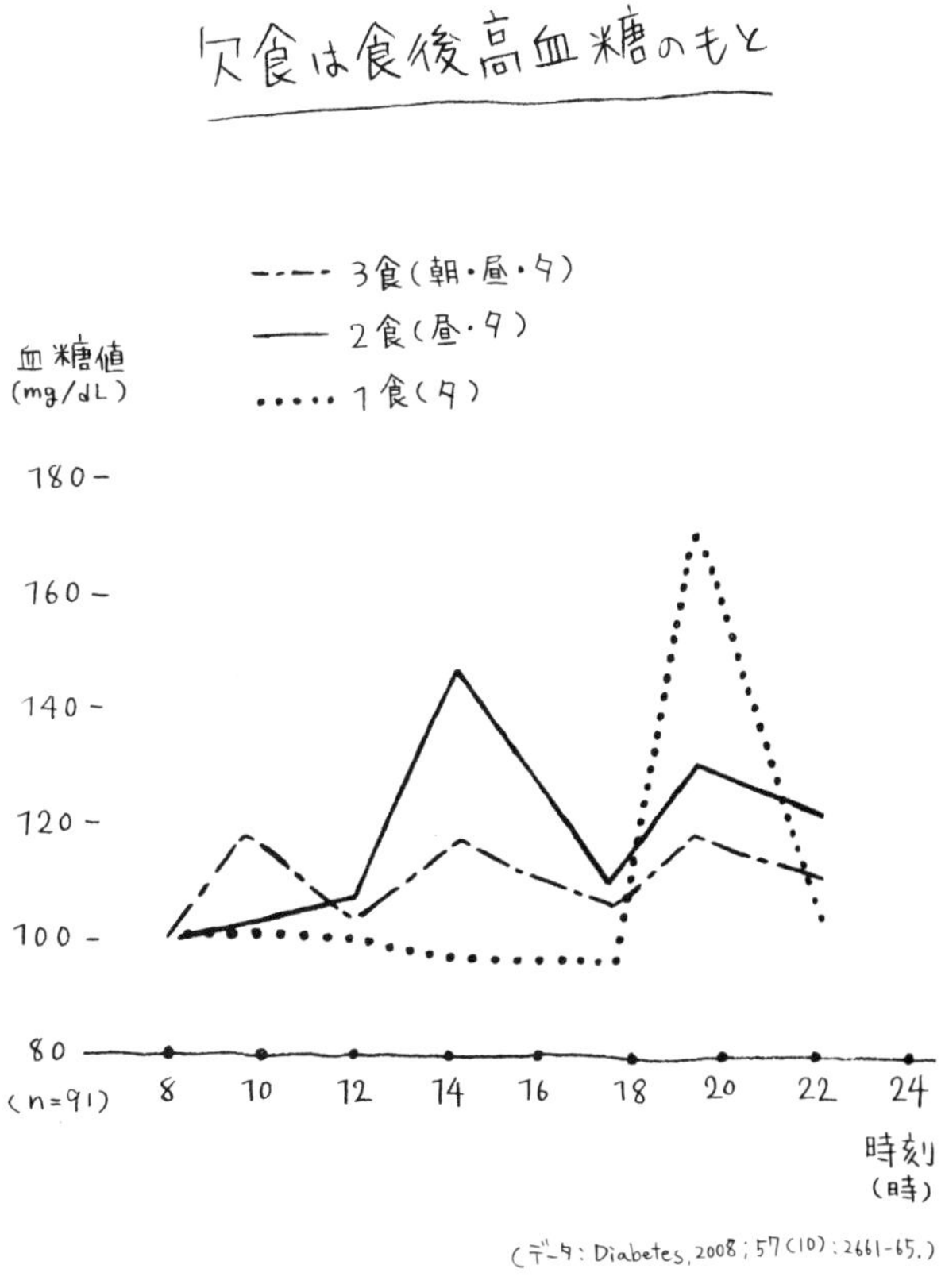
欠食は食後高血糖のもと
3食(朝・昼・夕)
2食(昼・夕)
1食(夕)
血糖値
(mg/dL)
180
160
140
120
100
80
(n=91)
8
10
12
14
16
18
20
22
24
時刻
(時)
(データ：Diabetes, 2008 ; 57(10) : 2661-65.)

わたしの場合、間食も含めて、3〜4時間ごとに食べ物を摂取すると、血糖値が一定になっていると感じます。

もちろん、人それぞれ違うので一概にはいえませんが、脳の疲れを防ぐために、食事の間隔をあまり空けすぎないことを心がけてみてはいかがでしょうか？

リンゴとリンゴジュースはどちらが体にいい？

次に、②の「どんな炭水化物を摂取しているか」という問題を考えてみましょう。
最初に質問です。次のAとBの違いは何でしょうか。

A　玄米とリンゴ
B　白米とリンゴジュース

多くの人は、「Aのほうが健康によさそうだなぁ」と思うはずです。でもその一方で、人々が「おいしそう」「食べやすそう」なのはBです。玄米のほうが体にいいと思っても、やっぱり白米を食べてしまう人が多い。同様に、リンゴをそのまま食べるより、リンゴジュースを飲む回数のほうが多いと思います。

では、両者はどう違うのでしょう。ざっくりいうと、Aから「食物繊維」「ビタミン」「ミネラル」を引いたものがBになります。Bにも「食物繊維」「ビタミン」「ミネラル」は多少残っていますが、元の量には及びません。引き算した結果、Bに残っているのは「糖類」や「糖質」と呼ばれるものです。

次のページの図は、炭水化物、糖質、糖類の関係を示したものです。「糖質」とは炭水化物の中でも食物繊維を除いたものです。糖質のなかでも単糖類、二糖類といった吸収されやすい糖を「糖類」といいます。つまり、図の内側にいくほど吸収が速くなります。

玄米やリンゴに含まれる炭水化物は、「糖質＋食物繊維」というかたちで存在していました。ところが食文化の発達によって、現代人は「糖質」や「糖類」単体の状態、

糖質と糖類が血糖値を上げる

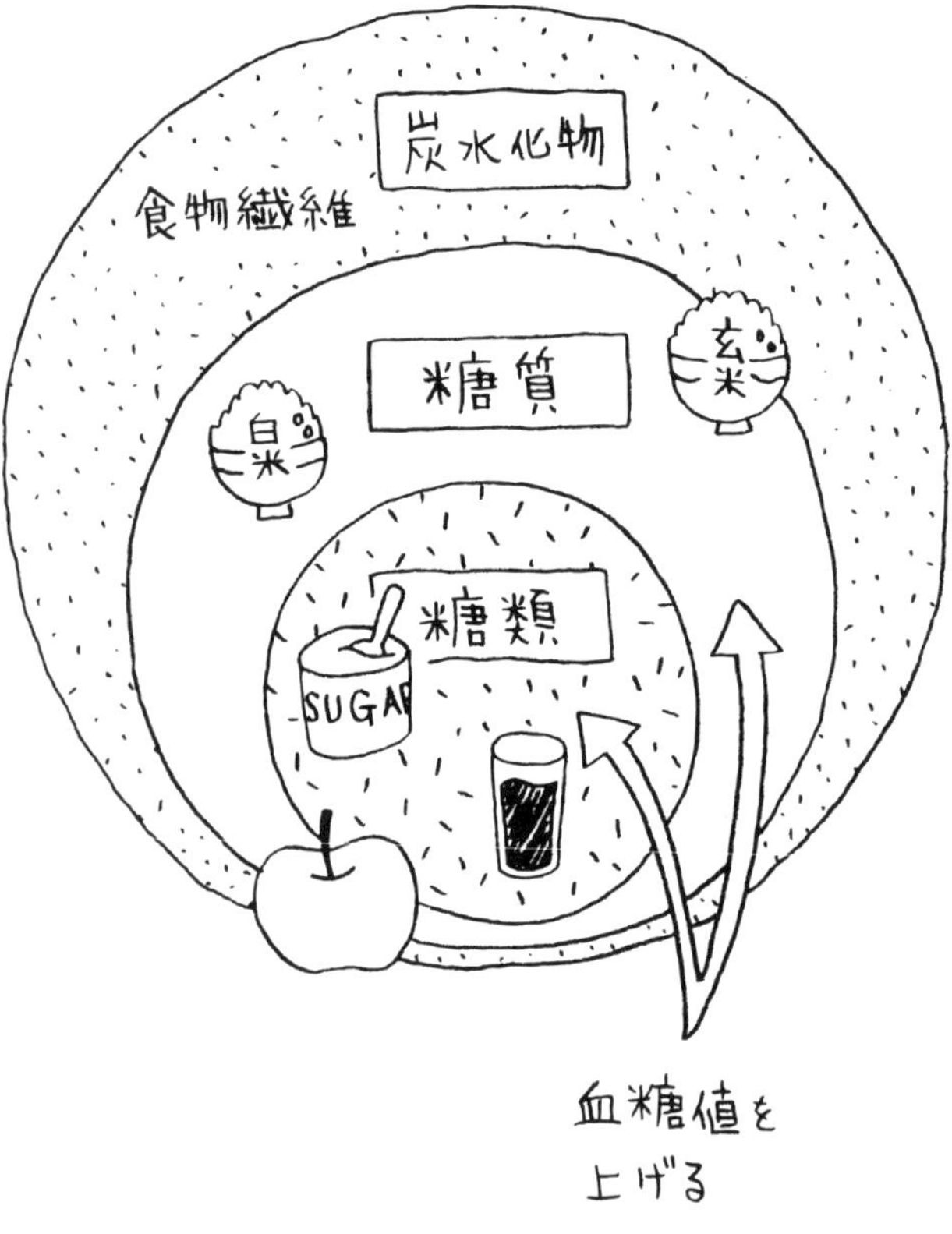

またはその濃度が高い状態のものを食べたり、飲んだりすることが増えてきました。

「糖質」や「糖類」は炭水化物のなかでも容易にブドウ糖のかたちに分解されるため、血糖値を上げやすく、吸収もされやすいので、血糖値が急激に下がることになります。

つまり、血糖値の変動が大きくなるわけです。

コンビニ弁当は「原材料」「栄養成分表示」を見て買う

現代人の食環境は、ただでさえ糖質や糖類の多いものになっています。安定して脳のパフォーマンスを維持するためには、過度な糖分・糖類摂取は避けなくてはなりません。

では、どうしたら過度な糖分摂取を避けることができるようになるのでしょうか。

その第一歩は、食品の容器包装に表示されている「原材料名」や「栄養成分表示」を確認する習慣を身につけることです。

次ページの図は、コンビニで売られているある幕の内弁当の原材料名と栄養成分表示です。原材料名は、一般的に「食品添加物以外→食品添加物→アレルギー表記」という順番で書かれています。

この幕の内弁当の場合、ご飯からふりかけまでが、食品添加物以外の原材料であり、加工デンプンから漂白剤（亜硫酸塩）までが食品添加物です。

もうひとつ重要なのは、この2種類は、それぞれ使用量が多い順番に記されているということです。ですから、それぞれご飯と加工デンプンがいちばん量が多いということですね。

その下に、「栄養成分表示」があります。これは以下の順番で書かれています。

①熱量（ｋｃａｌ）
②タンパク質（ｇ）
③脂質（ｇ）

お弁当を選ぶときは ここをチェック!

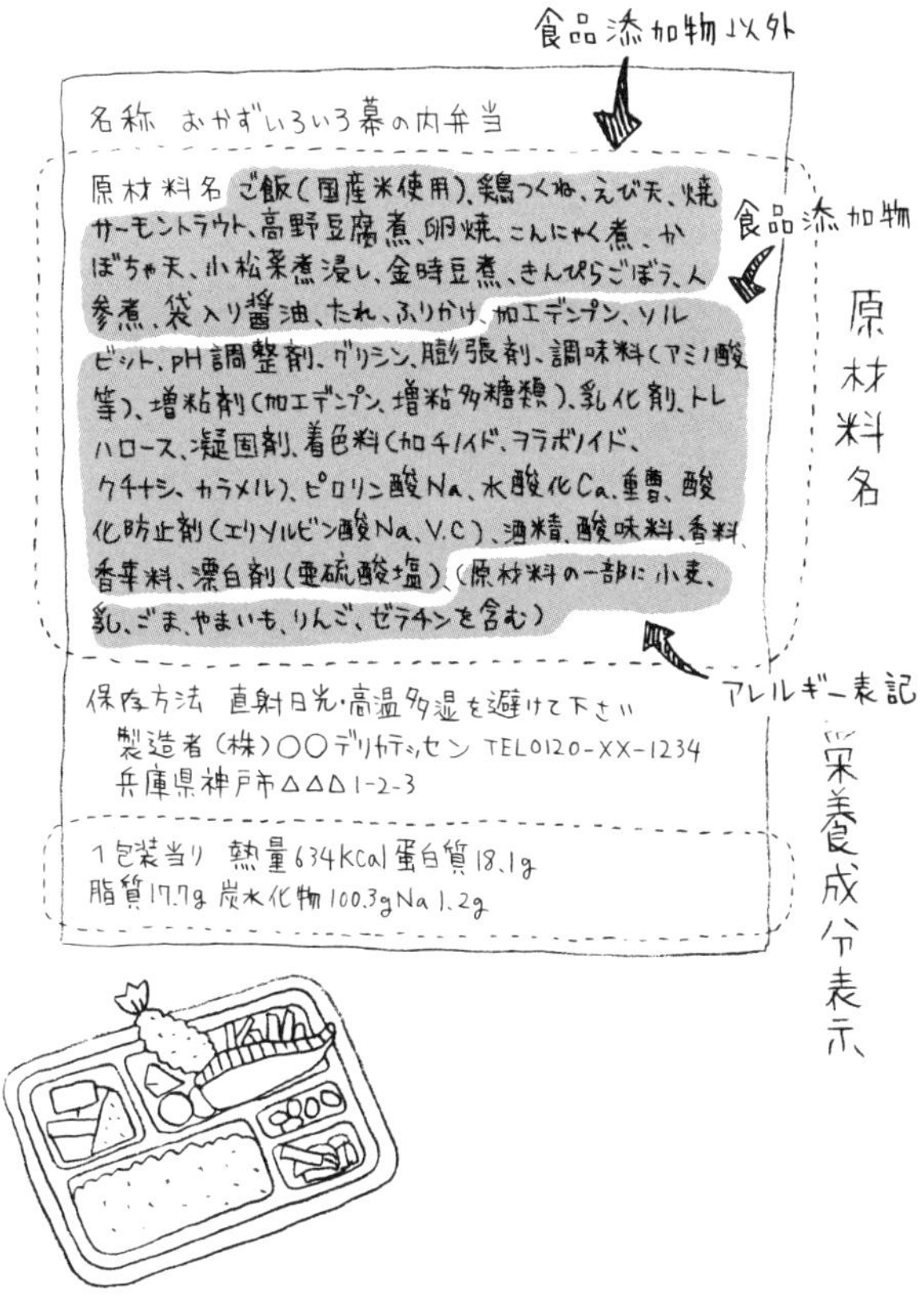
食品添加物以外
名称　おかずいろいろ幕の内弁当
原材料名　ご飯(国産米使用)、鶏つくね、えび天、焼サーモントラウト、高野豆腐煮、卵焼、こんにゃく煮、かぼちゃ天、小松菜煮浸し、金時豆煮、きんぴらごぼう、人参煮、袋入り醤油、たれ、ふりかけ、加工デンプン、ソルビット、pH調整剤、グリシン、膨張剤、調味料(アミノ酸等)、増粘剤(加工デンプン、増粘多糖類)、乳化剤、トレハロース、凝固剤、着色料(カロチノイド、フラボノイド、クチナシ、カラメル)、ピロリン酸Na、水酸化Ca、重曹、酸化防止剤(エリソルビン酸Na、V.C)、酒精、酸味料、香料、香辛料、漂白剤(亜硫酸塩)、(原材料の一部に小麦、乳、ごま、やまいも、りんご、ゼラチンを含む)
食品添加物
原材料名
アレルギー表記
保存方法　直射日光・高温多湿を避けて下さい
製造者　(株)〇〇デリカテッセン　TEL0120-XX-1234
兵庫県神戸市△△△1-2-3
1包装当り　熱量634Kcal　蛋白質18.1g
脂質17.7g　炭水化物100.3g　Na 1.2g
栄養成分表示

④炭水化物（g）
⑤ナトリウム（g）

お弁当の場合、④炭水化物はほとんど、ご飯や加工デンプンです。買うときに「原材料名」と「栄養成分表示」を見て、ご飯や加工デンプン、炭水化物の量の少ないものを選ぶ、ご飯は白米でなく玄米や雑穀の入ったものにする、食べるときにご飯の量を調整する、といった方法で、お弁当からの糖質・糖分摂取量をコントロールすることができます。

こうした「原材料名」と「栄養成分表示」の見方がわかると、お菓子を選ぶ目も変わってきます。

次の2つのチョコレートの成分表示をくらべてみてください。

ミルクチョコレートの原材料名を見ると、最初に「砂糖」とあります。原材料名は、いちばん多く含まれているものから書かれていますから、最初に「砂糖」とあれば、これはチョコレートというより、チョコレート風味の砂糖のかたまりと考えたほうが

原材料名はいちばん多く含まれているものから書かれている

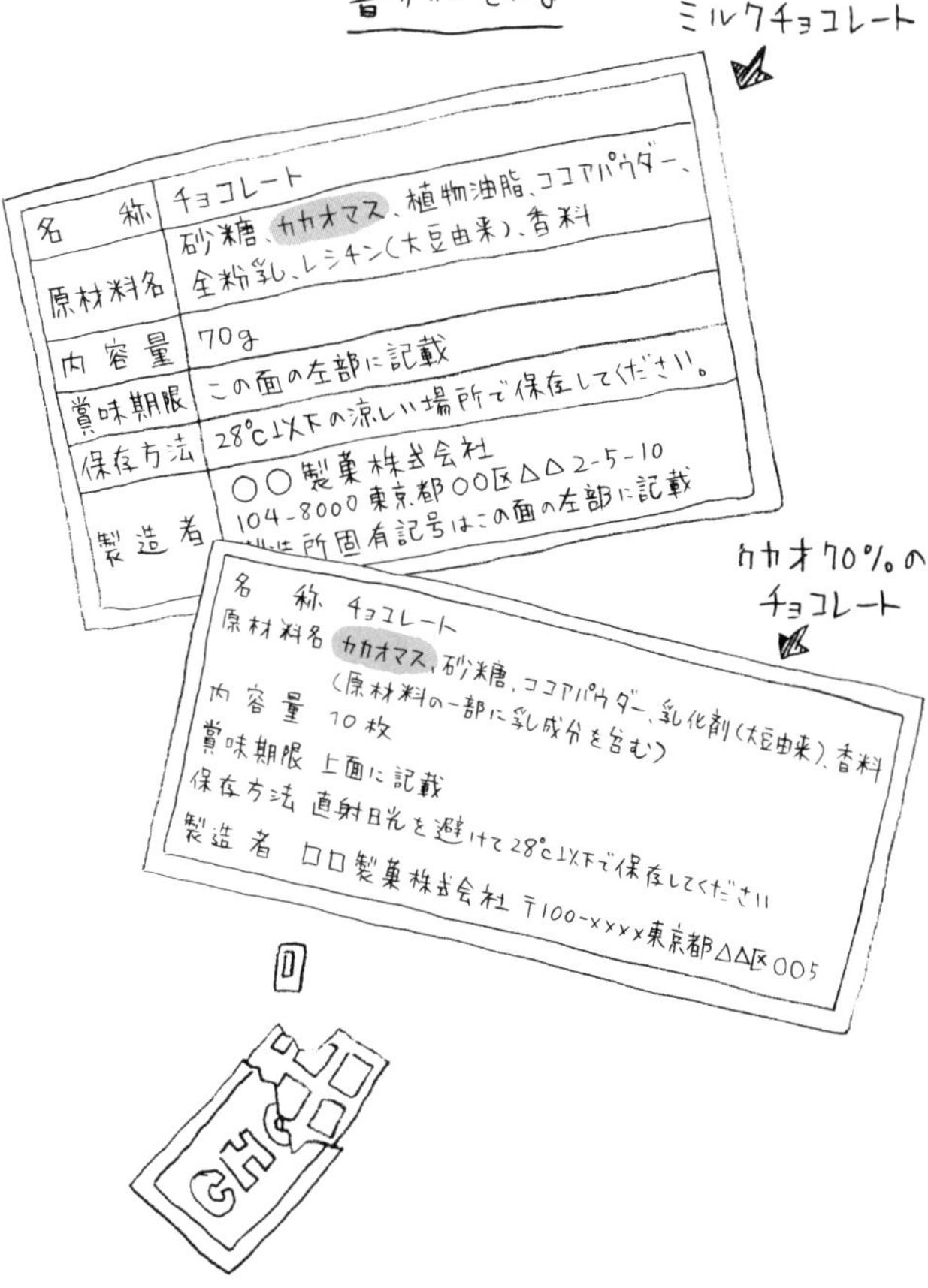
ミルクチョコレート
名称 チョコレート
原材料名 砂糖、カカオマス、植物油脂、ココアパウダー、全粉乳、レシチン（大豆由来）、香料
内容量 70g
賞味期限 この面の左部に記載
保存方法 28℃以下の涼しい場所で保存してください。
製造者 ○○製菓株式会社 104-8000 東京都○○区△△2-5-10 製造所固有記号はこの面の左部に記載
カカオ70%のチョコレート
名称 チョコレート
原材料名 カカオマス、砂糖、ココアパウダー、乳化剤（大豆由来）、香料（原材料の一部に乳成分を含む）
内容量 10枚
賞味期限 上面に記載
保存方法 直射日光を避けて28℃以下で保存してください
製造者 □□製菓株式会社 〒100-××××東京都△△区005
CHO

いいでしょう。

それに対してカカオ70％のチョコの場合、最初に「カカオマス」と書かれています。これが本来のチョコレートであり、脳のためを思うなら、こちらを買って食べるほうがベターです。

いずれにしても食べすぎには注意しましょう。

エナジードリンクにご用心

続けて、清涼飲料水やエナジードリンクの成分表示も見てみましょう。

130ページの図は、あるエナジードリンクの成分表示です。

こうしたドリンクの場合、「炭水化物」がどのぐらい入っているかに注目してください。というのは、清涼飲料水には食物繊維は入っていないので、「炭水化物」＝「糖質」と考えていいからです。

図を見ると、このドリンクには、100ミリリットルにつき10・7グラムの炭水化物が入っていることがわかります。ドリンクの総量は250ミリリットルなので、10・7グラム×2・5倍の約27グラムがこのドリンクに含まれる糖質です。

ただ、27グラムの糖質といわれても、あまりピンとこないかもしれません。そこで、これを角砂糖の個数に換算してみましょう。


角砂糖1個はだいたい3グラムですから、このエナジードリンクを飲むことは、角砂糖9個分を摂取するのと同じことなのです。

いきなり、角砂糖9個を摂取すれば、瞬間的には血糖値が上がり、脳は活性化します。でも、その効力はせいぜい30分から1時間でしょう。それを過ぎると、今度は血糖値が急降下してしまうので、脳は使い物にならなくなります。

したがって、長時間、高いパフォーマンスで仕事をしたいのであれば、エナジードリンクを飲むことはあまりおすすめできません。

某エナジードリンクには角砂糖9個分の糖質が含まれている

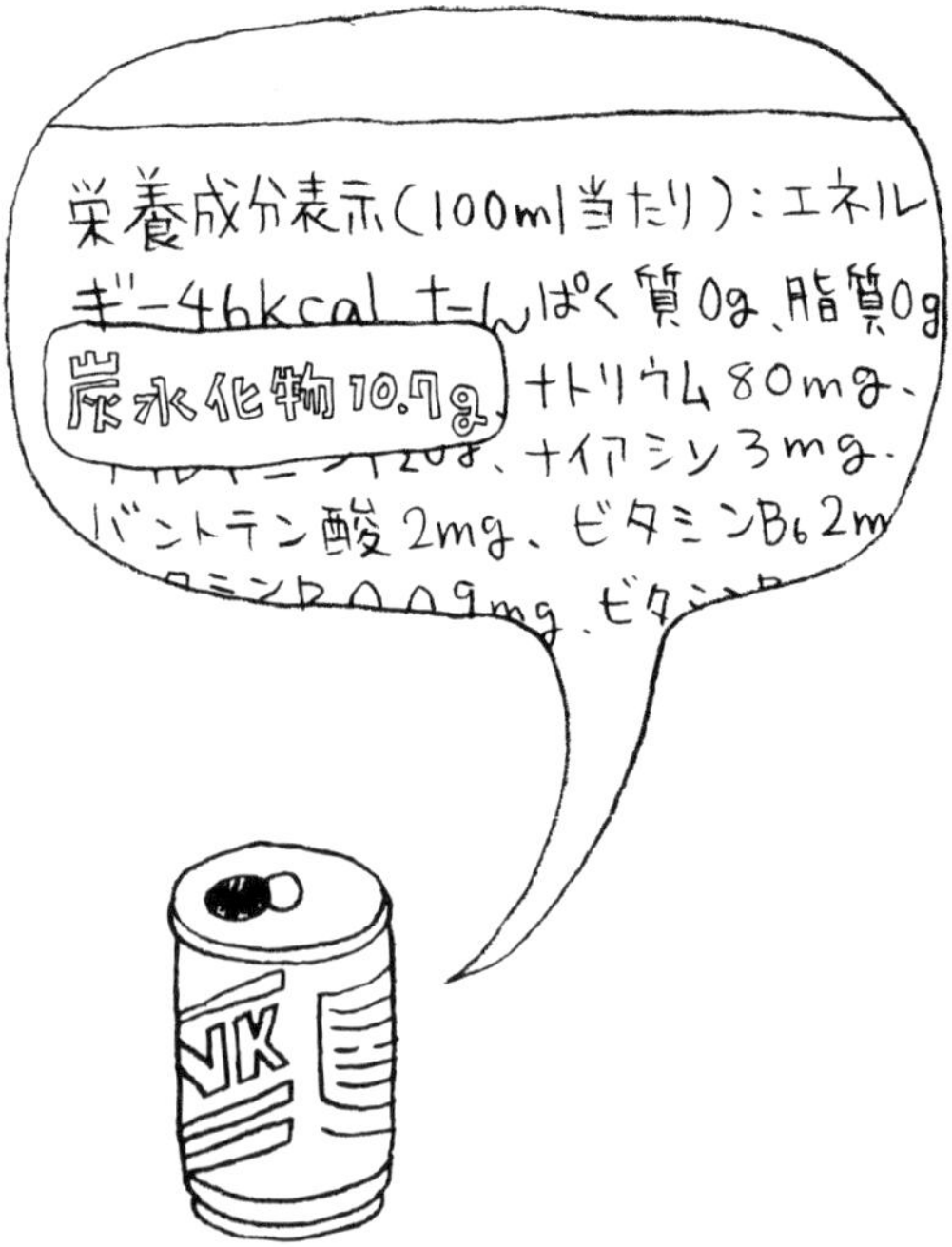

「きのこの山」と「たけのこの里」はどちらがおススメ？

もう少し、糖の話を続けましょう。

ここでまた問題です。

チョコレート菓子で有名な「きのこの山」と「たけのこの里」は、どちらが血糖値を上げやすいでしょうか。

正解は「きのこの山」です。

その理由は、2つの原材料をくらべたとき、「きのこの山」には「異性化液糖」という甘味料が含まれているからです。

異性化液糖は、別名で「果糖ブドウ糖液糖」「ブドウ糖果糖液糖」「高果糖液糖」「コーンシロップ」と表示されることもあります。飲料やお菓子のなかにこれらの甘味料が入っていたら注意が必要です。

異性化液糖は、トウモロコシを原料としてつくられるブドウ糖と果糖の混合液です。1970年代からアメリカで大々的に使われるようになり、アメリカ人の肥満を招いたともいわれています。

では、異性化液糖が現代人の食生活にそれほどすさまじい影響を与えたのはなぜでしょうか。

それは、異性化液糖が非常に安いうえに、加工しやすく、さらにとても強い甘味をもつという特徴があり、食品を製造する企業にとって、とても使いやすい原材料であったためです。

しかし摂取する側にとっては、異性化液糖は「禁断の糖」です。血糖値が上がりやすいだけでなく、満腹感が得にくく、脂肪になりやすいという特徴を持つからです。

満腹感が得にくいということは、大量摂取がされやすいということです。そもそも脂肪になりやすいことに加えて、大量に摂取してしまうのですから、肥満になるのも道理です。

異性化液糖とともに用心したいのは、「アスパルテーム」「スクラロース」「アセスルファムK」といった人工甘味料です。これらは、砂糖の100〜600倍という甘さがあるのに、エネルギーはゼロ（ゼロカロリー）という特徴を持っています。

ゼロカロリーだから、肥満予防になると思ったら、大間違い。こうした人工甘味料を摂取しても、血糖値が上がり、インスリンが分泌されます。

先述したように、インスリンにはブドウ糖を全身の細胞に送り込む働きがありますが、インスリンの分泌量が多くなると、ブドウ糖は脂肪細胞にためこまれて脂肪になってしまうのです。

さらに、こうした人工甘味料を摂取しすぎると、甘味に鈍感になってしまうため、エネルギー摂取量が増えたり、甘味中毒になったりする危険性もあります。つまり、ゼロカロリーだからと侮《あなど》って摂取しすぎると、脳が常に甘い物を欲しがる依存状態になってしまうのです。

ブドウ糖は脳を活性化するためには欠かせない栄養素ですが、ここまで見てきたように、摂取の仕方を誤ると、逆にダメージが大きくなります。それを避けるためにも、今後、食品や飲料を買うときは原材料や成分表示を確認することを心がけましょう。

朝は3つの「た」から始める

それではわたしたちは、どんな食生活をすればいいでしょうか。

まずは、朝食です。朝は3つの「た」が大事です。

すなわち「太陽」「タンパク質」「炭水化物」です。

第2章でお話ししたように、体内時計は「主時計」と「末梢時計」という2種類があります。この2つの体内時計を同調させることが、体内時計を正しく調節することになります。そしてそのためには、起床から1時間以内に、太陽の光を浴びて、朝食をとることが大事です。

朝は3つの「た」で始めると調子がいい

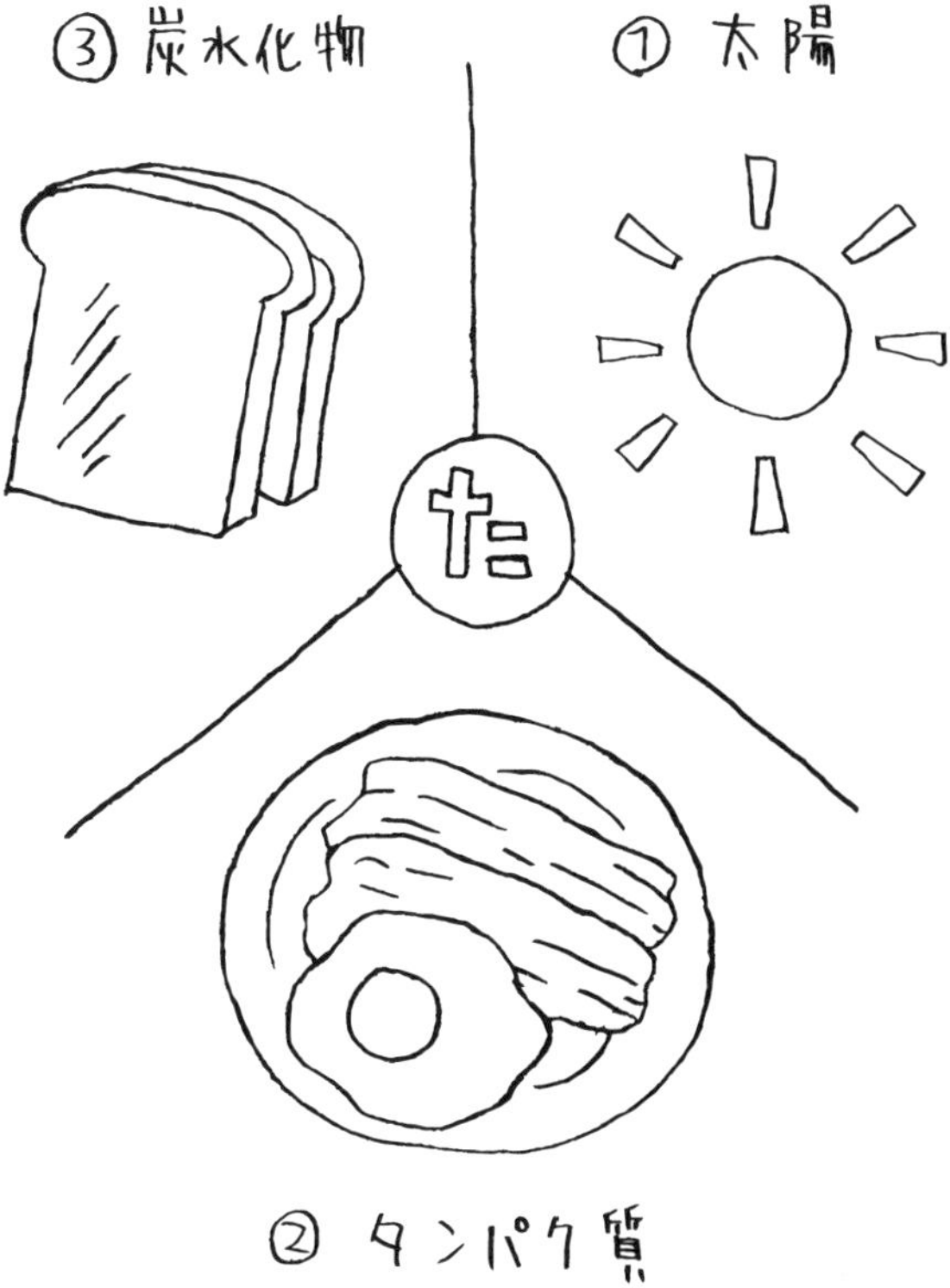

朝食では、パンと目玉焼き、ご飯と納豆、卵かけご飯など、炭水化物とタンパク質をセットで食べるようにしましょう。炭水化物は、脳の覚醒やエネルギー補給には不可欠ですが、炭水化物だけの朝食は血糖値を上げやすくなります。

一方、朝食でタンパク質をとると、血糖値の急激な上昇が抑えられることが知られています。また、空腹感も抑制されるので、炭水化物だけをとるよりも、1日全体で摂取するカロリー量が少なくなるため、ダイエットにも効果的です。

忙しいビジネスパーソンを見ると、トーストだけを食べて出社する人が少なくありません。しかし午前中の仕事力を高めるためには、タンパク質と炭水化物をセットで食べることはとても大切なのです。

低GI値の食事で脳のパフォーマンスアップ

お昼から夕方にかけて食べる物は、「低GI食」を心がけましょう。

ＧＩとは、Glycemic Index（グリセミック・インデックス）の略で、食品の血糖値の上がりやすさを示す指標です。次ページの図のように、ブドウ糖のような単糖類を100とすると、炭水化物、タンパク質、脂質の順に低くなっていきます。

イライラや午後の眠気、空腹感、夕方の集中力低下などが頻繁にある人は、「血糖値の急降下」を疑ってみたほうがいいかもしれません。おそらくそういう人は、昼食時や仕事中の空腹時に、高ＧＩな食品を食べてしまっているのです。

では、具体的に何を食べればよいのでしょう。

たとえば、ご飯であれば白米より玄米、めん類であればうどんよりそばのほうが、食物繊維が含まれているので低ＧＩ食といえます。また、同じ小麦粉類でも、パンよりパスタのほうが小麦粉の粒子が粗いので、低ＧＩです。

外食をする場合でも、できるだけ野菜やお味噌汁、スープとセットで食べるようにしましょう。たとえば、牛丼大盛りにするのではなく、並盛りでお新香やサラダを頼

食品によって血糖値の上がり方が異なる

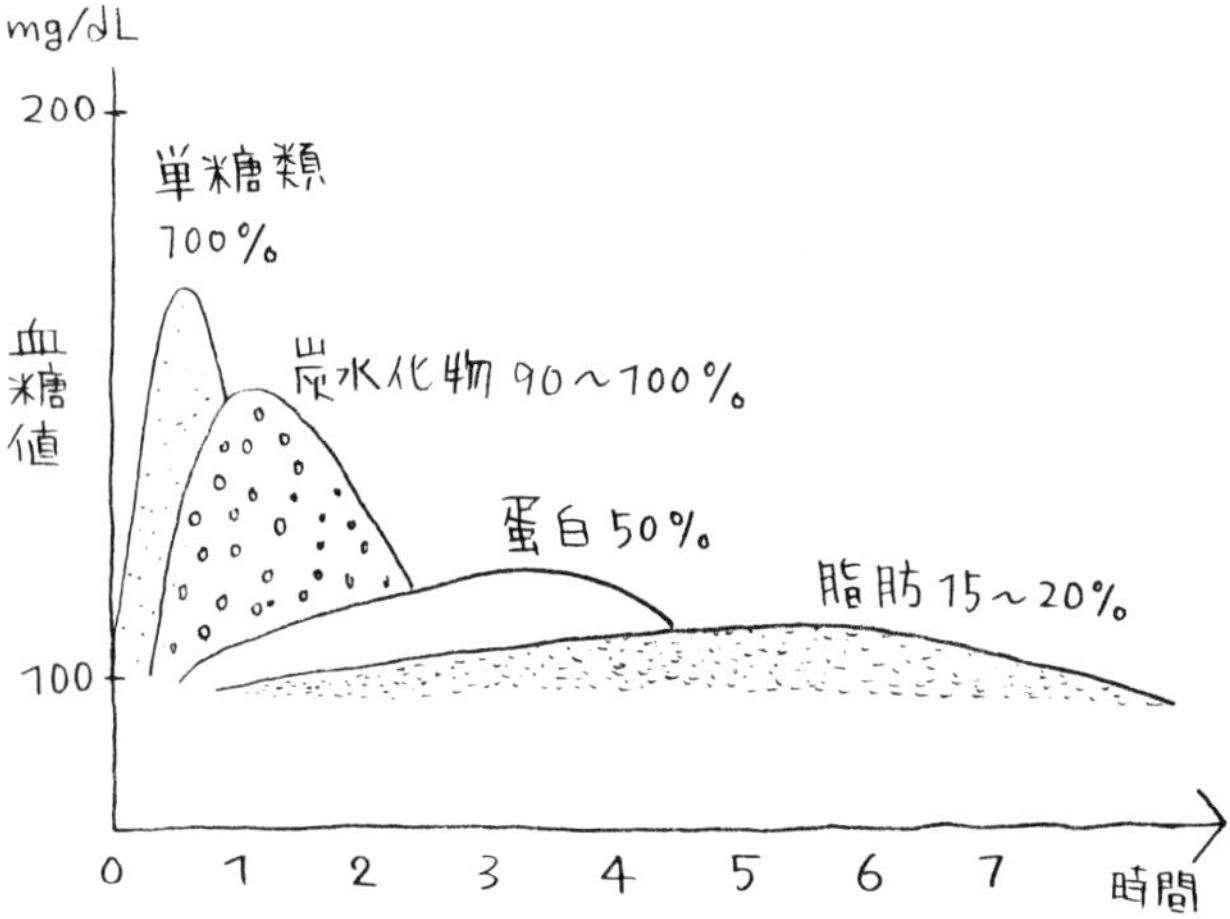

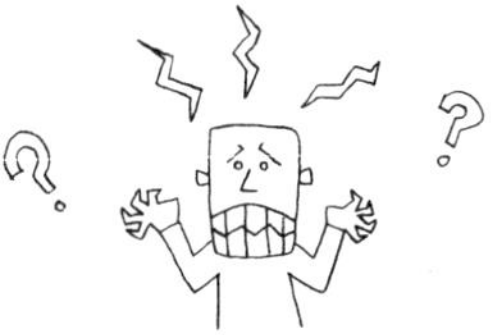

(データ：永田正男，糖尿病の療養指導2007 療養指導士を育てるために，社団法人日本糖尿病学会編 第1版 診断と治療社：114，2007)

む。コンビニでも、おにぎりを2個、3個と食べるよりも、おにぎりは1個にして、ゆでたまごやサラダ、野菜の具が多い味噌汁を買う。

一例として、次ページに350円、400円、450円という値段別にコンビニで買える昼食を挙げてみましたので、参考にしてみてください。

なお昼食では、食べる順序も大切です。最初に炭水化物を食べると、吸収が早いため、血糖値が急上昇しやすくなります。食べる順番は、コース料理と同じように考えればいいと思います。大きく分ければ、次の順序で食べるのがいいでしょう。

サラダや野菜など、食物繊維が多い料理

←

タンパク質中心のおかず

←

ご飯、パン、めん類などの炭水化物

おにぎりは他のおかずとセットで食べよう

350円ランチ

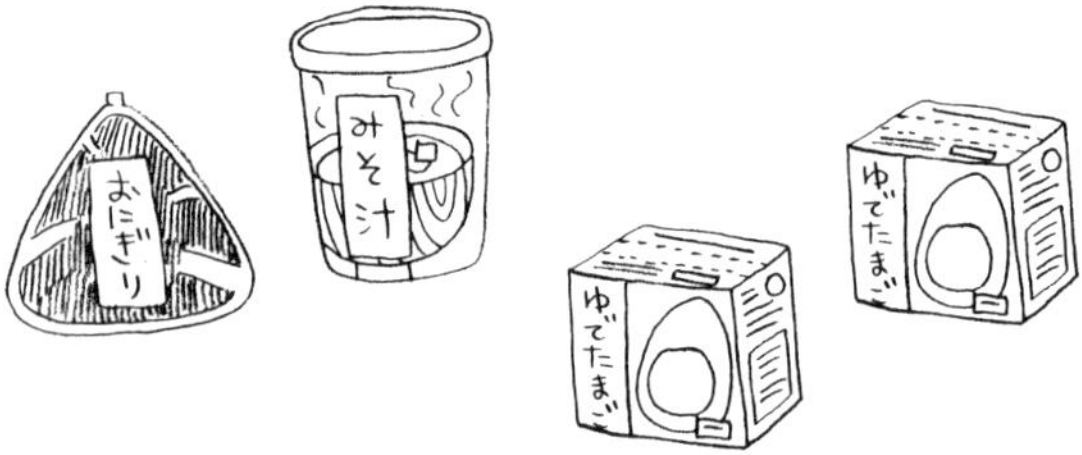

400円ランチ

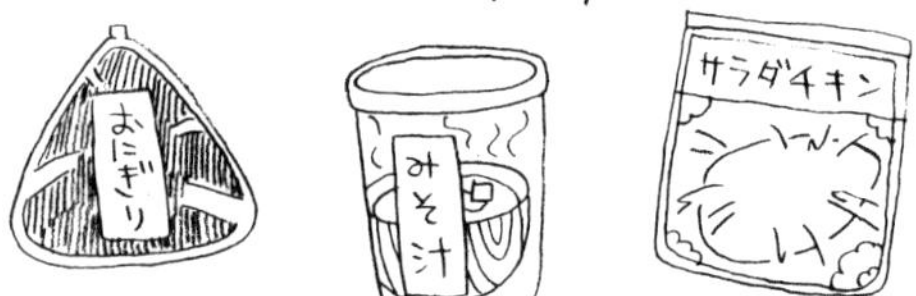

450円ランチ

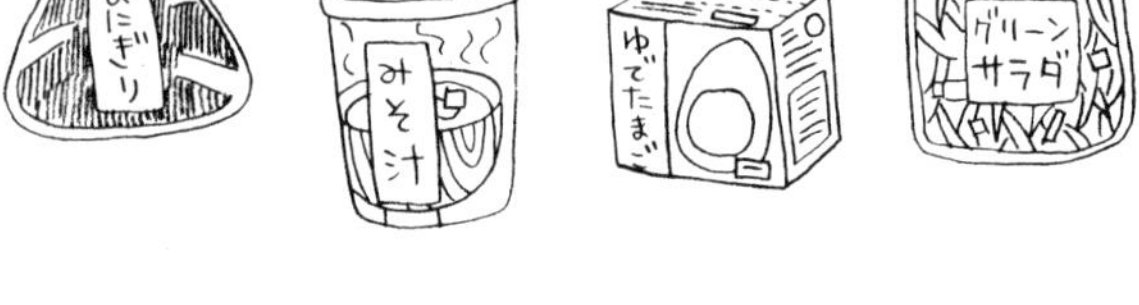

要するに、低GI食から順番に食べるということです。最初に食物繊維を食べると、糖質の吸収スピードをゆるやかにする効果があります。同じメニューでも、食べる順番によって、血糖値の上がり方が変わってくることを覚えておいてください。

このようなランチタイムの小さな工夫が、午後からの脳のパフォーマンスに大きく影響を与えるのです。

朝食、昼食、夕食だけでは、どうしてもその間に血糖値が下がりがちです。そこで何か間食をする場合にも、できるだけ低GI食を選びましょう。

わたしがおすすめしたいのは、ナッツです。ナッツは5〜7割ぐらいが脂質なので、血糖値が急に上がることはありません。また、脂質を摂取すると、十二指腸からコレシストキニンが分泌され、脳へ満腹シグナルを送るので、空腹感が抑えられるというメリットもあります。

注意点としては、「無塩ナッツ」を選ぶことです。あくまで間食なので、量は手のひらいっぱい程度に抑えておきましょう。

野菜⇨ご飯の順に食べれば血糖値は上がりにくい

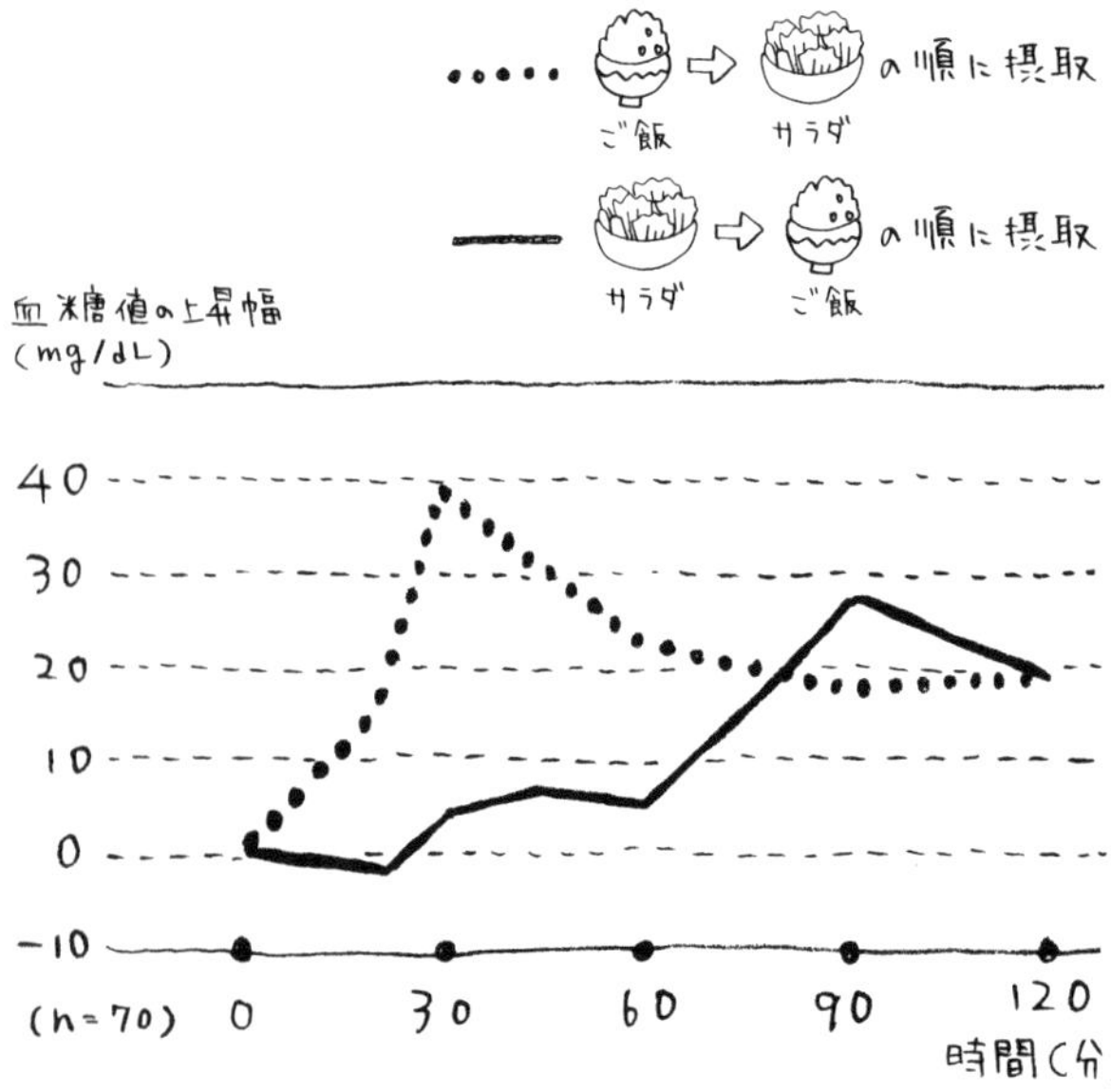

(データ:糖尿病.2010;53(2):96-101.)

「ゆっくり食べる」というトレーニング

さあ、夜の部に入りましょう。

基本的には夕食の考え方も、昼食と変わりありません。食物繊維、タンパク質、炭水化物をバランスよく食べることが大切です。

昼食と違う点は、夕食は「質の高い睡眠」を準備する役割を担っていることです。遅い時間に夕食をとると、お腹がすいているのでどうしても早食いになりやすく、食べる量も増えてしまいます。また、寝る前に食事をすると、睡眠中に胃や腸が働いてしまうため、疲れがとれなくなります。ですから、できるだけ夕食は就寝2〜4時間前にすませて胃を休めることを意識してください。

どうしても夜食をとりたくなったら、お茶漬けやうどんなどの高GI食を少しだけとるようにしましょう。消化吸収がよいので、眠りを邪魔しにくいと考えられます。

もう一点、夕食の際にとくに実践してほしいのは、「ゆっくり食べる」ことです。ゆっくりと食べるだけで、消化の効率がよくなり、多くのエネルギーを蓄積できるようになります。

ゆっくり食べることは、味覚にとっても非常に重要です。

ふつう味覚は舌で感じるものだと考えがちですが、じつは味覚のうち、舌で感じる割合は2割で、残りの8割は「のどの奥から鼻に抜ける香り」で感じています。鼻づまりのときに、味がわからなくなるのはそういう理由です。

ゆっくり食べると呼吸もゆっくりになるので、料理の味を十分に味わうことができます。逆に、急いで食べると、吸うことに偏ってしまうため、味わって食べることができません。

具体的には、食べ物を噛《か》む回数を増やすといいでしょう。口に入れたら20～30回は噛むようにする。また、一口食べたら、箸やフォークを置いてみるのも効果的です。

第1章で取り上げたマインドフルネスには、1粒のレーズンをゆっくり、ゆっくりと噛んで食べ、一瞬一瞬の味覚に集中するというプログラムがあります。

これは日々の食事でも実践できることです。一品一品の料理を時間をかけて味わって食べることは、健康によいだけではなく、集中力を高め、感覚を磨くことにも効果を発揮します。その意味では、食事はそれ自体がマインドフルになるためのトレーニングなのです。

現代のビジネスパーソンに必要なスキルは「料理」!?

いまから数年前のことですが、アメリカのメイン州で行われた、「Teaching Kitchen」というイベントに参加してきました。これは「病院で患者さんに料理を教えよう」という趣旨に賛同した医療関係者が集まっている会議で、とても活気あるものでした。

「え、病院で料理!?」

と思われるかもしれませんが、実際、全米各地の病院では、備え付けのキッチンを使って、患者さんに料理を教えるというプログラムが人気を博しているそうです。この背景には、次のような研究結果があります。

- **外食の回数が増えると、健康を害する**
- **その一方で、家で食事を作って食べている人は、健康である**

たとえば、ハーバード大学が行った研究で、約10万人を約25年間にわたり追跡したデータベースを分析した結果、家で料理すると糖尿病になりにくいと報告されています。さらに重要なのは、どうも「昼食よりも夕食を家で作ること」が健康にいい働きをするようです。

これはなぜなのでしょうか!? まだはっきりとはわかっていませんが、いくつか仮説はあります。

まず自分で料理をすれば、おのずと材料や栄養を意識するようになります。自分で炒め物をすれば、「このぐらい油を使うんだ」とか「どういう油がいいだろう」と考えます。そうすることによって、食べるものを自分でコントロールできるようになっていくのです。

さらに、料理をするようになると時間をより効率的に使うようになるというメリットもあります。わたしは習慣化がうまい人の特徴を研究しているのですが、いちばんのポイントは「何かを終える時間を決めているかどうか」です。

習慣化がうまい人は、仕事中はもちろん、起床から就寝まで、「何時に始めて、何時に終える」ということをしっかりと決めています。そうすると、スケジュールにリズムが生まれます。逆に、終わる時間を決めないと、ダラダラとやってしまうので効率は下がり、脳も疲れてしまいます。

料理は時間管理のトレーニングにはうってつけです。買い物や調理の段取り、片付けなど、手際のよさが求められます。しかも生活のなかに「料理」という要素を組み込むと、生活リズムも規則的になっていきます。そうやって料理で時間管理ができるようになると、当然、仕事にも活きてくるわけです。

これからの優秀なビジネスパーソンは、料理ができなければならない。料理こそクリエイティブな脳をつくり上げる――そんな文化が日本にも根付けば、働き方も大きく変わっていくのではないでしょうか。

疲れない脳をつくるための「1日の過ごし方」

第5章

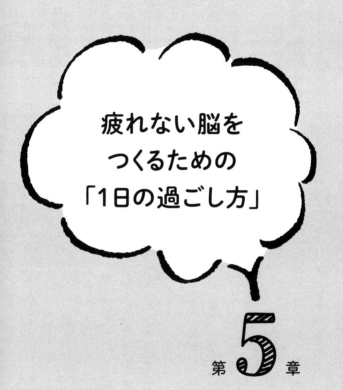

仕事中心の生活から脱却しよう

みなさんがふだん使う手帳（オンラインのスケジュール帳も含めて）に、どんなことを書き込んでいるか、ちょっと振り返ってみてください。おそらく、会議、会食、商談、出張、納期……スケジュールの多くは、こうした仕事関連の予定で埋まっているのではないでしょうか。

仕事中心のスケジュール管理をしているかぎり、睡眠や食事、余暇は、どうしても脇に追いやられてしまいます。実際、手帳に睡眠や食事（仕事での会食以外）の時間を書き込んでいるビジネスパーソンはほとんどいないと思います。

しかし、仕事中心の生活を続けるかぎり、脳は疲れていく一方です。

食事中も、料理を味わうことなどそっちのけで、仕事のことばかり考えている。もっとひどくなると、スマートフォンやパソコンで、メールをチェックしたり、ネットニュースを読んだりしながら食事をする。

仕事やつきあいのために、起床や就寝時間が一定せず、生活リズムが不安定になってしまう。

こうした食事や睡眠を犠牲にする生活を続けていては、脳のパフォーマンスは決してよくなりません。むしろ、日に日に脳も体もすり減ってしまいます。

そこでわたしが提案したいのは、「仕事中心の生活から卒業する」ということです。そうすることによって逆に効率的に仕事ができるようになるのです。

仕事は、家事にくらべて終わりがハッキリしていません。続けようと思えば、いつまでもダラダラと続けられてしまう。その結果、長時間働く毎日が続いてしまうと、長期間働く元気がなくなっていきます。

一方、食事や睡眠を生活の中心に置けば、それが自然と「締め切り効果」として働きます。

たとえば、働くお母さんたちは、総じてテキパキと仕事をしています。食事をつくる、洗濯をする、子どもの送り迎えをする、子どもと一緒に寝る。働くお母さんの場合、1日のなかでやるべきことが決まっていて、その残りの時間で仕事を終えようという意識が働くので、自然と集中力が高まっていくわけです。

本書を通じて述べてきたことは、一つひとつはかんたんなことばかりです。呼吸、瞑想、姿勢、睡眠、食事——これらを生活の中心に据えることが、結果的には、仕事のパフォーマンスを長期間にわたって最大化することにつながるのです。

石鹸で手を洗う人はハイパフォーマー？

ところで、みなさんはトイレで用を足した後、石鹸で手を洗っていますか？　以前はあまり意識していなかったけれど、昨今のコロナ禍で衛生意識が高まり、石鹸で手を洗うようになった、という人も多いかもしれません。

なぜこんなことを聞くかというと、わたしがこれまで出会った優秀な人たちの多くが、トイレのあと石鹸で手を洗う習慣があったからです。

ある著名な商社マンの方とたまたまトイレで一緒になったとき、石鹸で指のあいだまで丁寧に手を洗われていたのがなぜかとても印象に残りました。理由をたずねると、「自分はもちろん周りの人にばい菌をうつさないため」とのことでした。

その後、注意して見ていると一流の方たちに同じような習慣をもっている人が多いことに気がつきました。一方で、手を洗わない人や雑な洗い方ですませる人も少なからずいたのです。

あくまで象徴的な話として聞いていただきたいのですが、石鹸で丁寧に手を洗い、清潔なハンカチできちんと手を拭いている人は、生活全般にわたって丁寧に暮らしているように思います。反対に、トイレで手を洗わない人は、それだけ時間に追い立てられているか、他のことで頭がいっぱいで、ふだんの生活も雑で、睡眠や食事もおろそかになっているのではと想像してしまいます。

わたしたちの生活は、こうした小さな行動が積み重なってできあがっています。人前で立派に振る舞っているように見えても、その人が一つひとつの行動を大事にして生きているかどうかは、手洗いのような些細な振る舞いから透けて見えてしまうのです。

小さな行動を丁寧にすることは、マインドフルに生きることとも強く関係しているのではないかと思います。

生活のなかのマインドフルネス

第1章では、瞑想のトレーニングを取り入れた「マインドフルネス」が世界中を席巻しているという話をしました。

マインドフルネスの定義は、「いまここでの経験に、評価や判断を加えることなく、能動的に注意を向けること」です。

抽象的な定義なので、ピンとこない人もいるかもしれませんが、日本人であれば、「無我《むが》」や「主客未分《しゅかくみぶん》」と説明すると、腑に落ちると思います。

たとえば、オーケストラの演奏者を考えてみましょう。

楽器を習ったばかりの人は、演奏中に「うまく演奏できているだろうか」とか「失敗したらどうしよう」といった余計な判断を加えてしまいますが、一流の演奏者は、自分と楽器のみならず、楽団や聴衆とも一体化しているような感覚で演奏することができるといいます。つまり、余計な自我が演奏に顔を出してこないのです。

たとえて言えば、マインドフルネスとはこのような状態です。

「能動的に注意を向ける」という定義からは、「自分」や「自我」が強く感じられるかもしれませんが、集中力が高まっているときには、集中していることすら意識しません。ですから、たとえ演奏中にわずかなミスをしても、ミスをしたという事実だけを受け入れて集中力を持続できるわけです。

このように考えると、日常的な活動のなかにも、マインドフルな状態、無我の状態になっている場面は数多くあります。とくに家事の多くは、マインドフルになりやすいのではないでしょうか。

掃除や皿洗いはある程度決まった手順に手を動かす作業なので、行動に没入しやすいところがあります。掃除をした後にスッキリするのは、部屋がキレイになったことに加えて、脳がマインドフルな状態になっているせいだとも考えられます。気分転換に夜まとめて皿洗いをするという人もいますね。

瞑想をすることだけが、マインドフルの実践ではありません。本書で述べてきたように、呼吸や姿勢、睡眠、食事を一つひとつ改善することが、プライベートでも仕事でも、マインドフルに生きることに直結しているのです。

マインドフルに生きるための1日の過ごし方

本書の内容を振り返りながら、「1日の過ごし方」という点から、疲れない脳をつくるための生活改善項目をチェックしていきましょう。まずは朝から。

【朝の習慣】

□毎日、決まった時間に起床する
□タンパク質と炭水化物をミックスした朝食を食べる
□体を動かしながら、太陽の光を浴びる

代謝を促進し、血糖値を上げて覚醒を準備するホルモン、コルチゾールを味方につけましょう。コルチゾールは体内時計と深くかかわっていますから、体内時計が狂うと、午前中の活動に支障をきたします。平日だけでなく、土日、祝日も同じ時間に起きる習慣を身につけることが大切です。

体内時計を適切にリセットするには、太陽、タンパク質、炭水化物という3つの「た」が不可欠です。

朝食を食べ、光を浴びながら体を動かすことで、2つの体内時計（主時計と末梢時計）を同期させることは、1日のリズムをつくる基本です。

さらに言えば、朝食を抜くことは厳禁です。空腹の時間が長いと、脳は飢えの恐怖を感じて、昼食時にインスリンを大量に分泌してしまいます。その結果、血糖値が急低下するリスクや肥満リスクが高まってしまうのです。

朝食は、なるべく腹持ちのよいメニューにすることも意識しましょう。

白いごはんよりも玄米や五穀米、パンなら全粒粉パンやライ麦パンのように、食物繊維が多いパンを選ぶと、消化吸収がゆっくり進み、腹持ちがよくなります。

加えて、タンパク質も忘れずにとりましょう。卵やロースハム、ツナ、納豆などを食べると、代謝がよくなり、血糖値の急上昇を防ぐことができます。

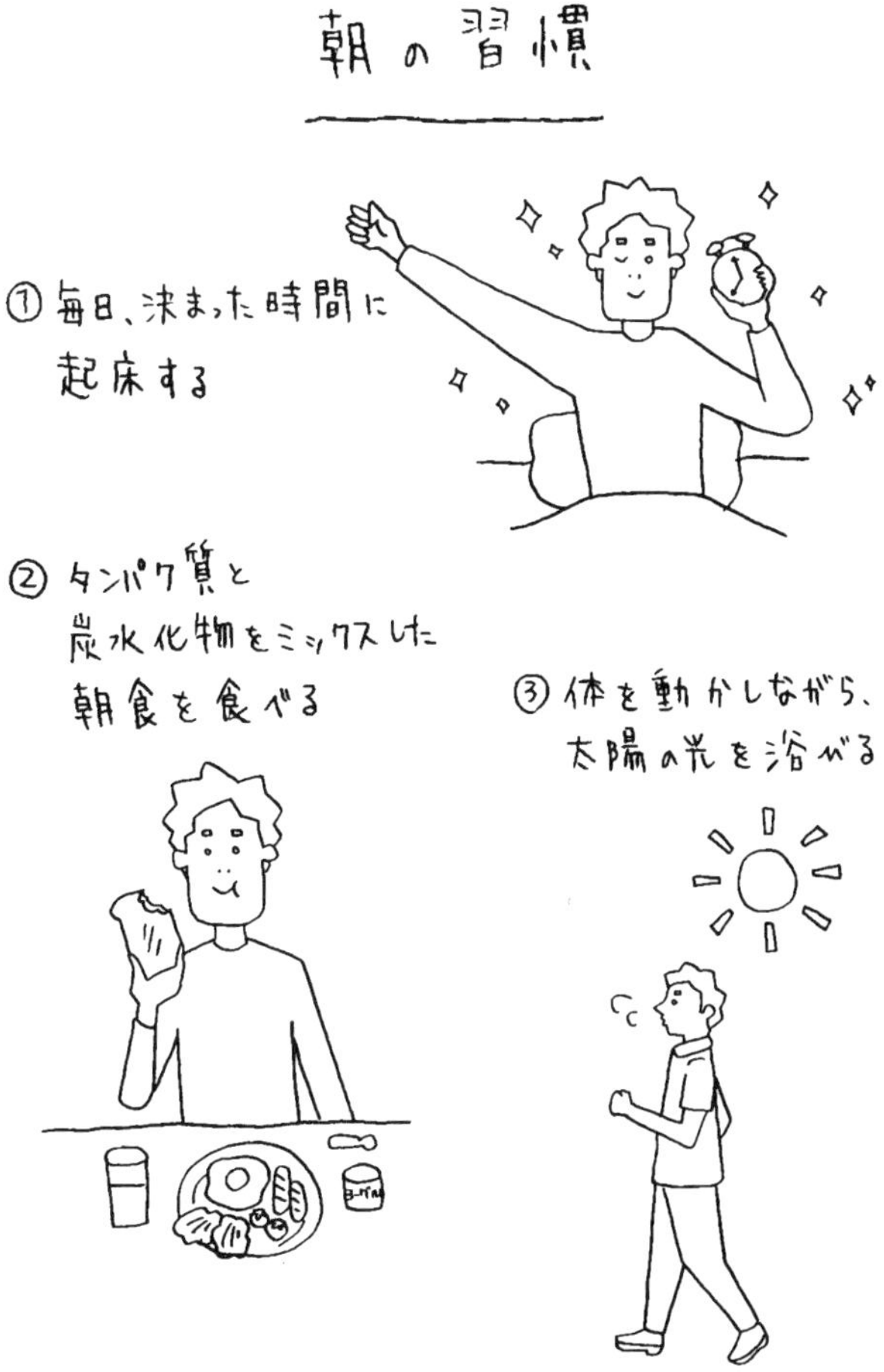
朝の習慣
① 毎日、決まった時間に
起床する
② タンパク質と
炭水化物をミックスした
朝食を食べる
③ 体を動かしながら、
太陽の光を浴びる

【午前中の習慣】

□ドローイン・ウォーキングで出社する
□深い呼吸をして、背筋を伸ばす
□パソコンの画面は目の高さに、キーボードは膝の上に置く

通勤では、背筋を伸ばしてから、お腹を引っ込めて歩く「ドローイン・ウォーキング」を実践してみましょう。10〜20秒ぐらいのエクササイズを、2回ほどおこないます。自宅から駅までに1回、駅から会社までに1回ぐらいで習慣づけるのがいいかもしれません（ドローイン・エクササイズについては109ページ参照）。

オフィスで自分の席についたら、呼吸と姿勢をととのえることが先決です。

パソコンの画面を目の高さに設定し、キーボードは膝の上に置きます。背筋を伸ばして、ゆっくりと深い呼吸をする。

午前中の習慣

①ドローイン・ウォーキングで出社する

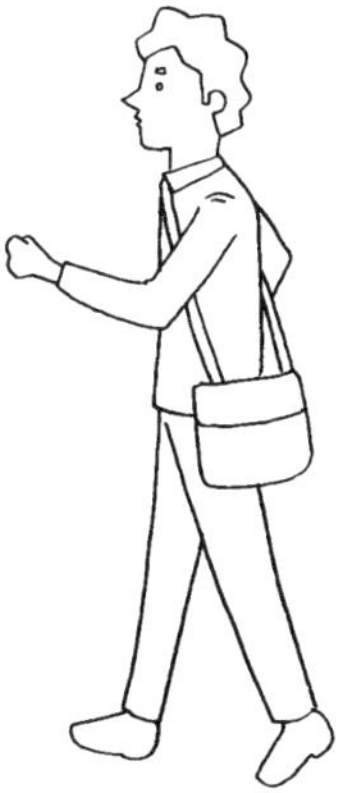

②深い呼吸をして、背筋を伸ばす

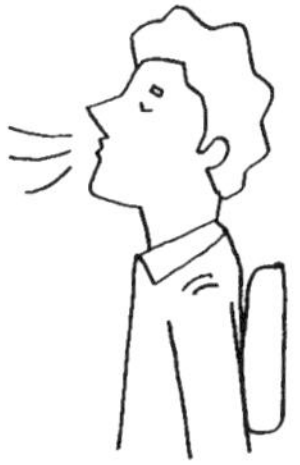

③パソコンの画面は目の高さに、キーボードは膝の上に置く

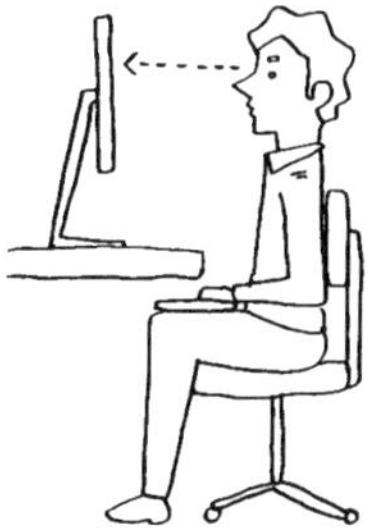

深い呼吸のポイントは、「吐く時間を長くする」ことです。

鼻から5秒ぐらい吸ったら、10～15秒かけてゆっくりと吐く（吐くときは口からでも鼻からでもかまいません）。

息をゆっくりと長く吐くと、セロトニンの分泌が増えるので、ストレスが軽減し、心がゆったりとした状態に落ち着いていきます。わずか2～3分の深い呼吸だけでも、午前中の仕事のパフォーマンスは大きく改善します。

【昼食の習慣】

□低GI食のメニューを選ぶ
□サラダ↓タンパク質↓炭水化物の順番に食べる
□「ながらランチ」をしない

ランチでは、野菜、果物、豆類、海藻類など低GI食――血糖値が急に上がりにくい食品――を取り入れるようにしましょう。ただし、じゃがいもやニンジンなど、野菜でも意外とGI値の高いものがありますから注意してください。

お米の場合は白米より玄米、果物の場合はジュースよりまるごととったほうがGI値は下がります。

食べる順序も、低GIの食品からにします。最初に食物繊維を食べると、糖質の吸収スピードをゆるやかにする効果があるので、血糖値も安定します。

コンビニでランチを買う人も多いと思いますが、何を組み合わせるかによって脳に与える影響も変わってきます。

たとえば、「おにぎり2個＋野菜ジュース」よりも、「おにぎり1個＋サラダ＋ゆで卵1個＋味噌汁」のほうが栄養バランスとして優れています。脂肪や糖は脳を興奮させやすい成分です。一方で、味噌汁などに含まれる旨味成分は、脳を落ち着かせやすい成分です。「おにぎりとジュース」だと脳が「アゲアゲ」の状態になって食べすぎてしまいがちになることがありますが、「おにぎりと味噌汁」だと脳が満足し、ほどよい状態で食事を終えやすくなります。

パソコンやスマホを見ながら食事をする「ながらランチ」は脳の負担を増やすだけなのでやめましょう。本を読んだりテレビを見ながらの食事もおすすめできません。何かをしながら食事をすると、味覚が鈍り、噛む回数も減るので、マインドフルな状態からどんどん遠ざかってしまいます。

食事をしながらの会談や商談で「せっかくいいお店に行ったのに何を食べたのかおぼえていない」という経験のある方も多いでしょう。目の前の食事よりも商談相手のほうに意識が向いている「うわのそら」の状態だからです。

ワーキングランチが入っていないときは、ランチタイムには食べることに集中してみましょう。そうすると午後の仕事にもスムーズに入っていけるはずです。

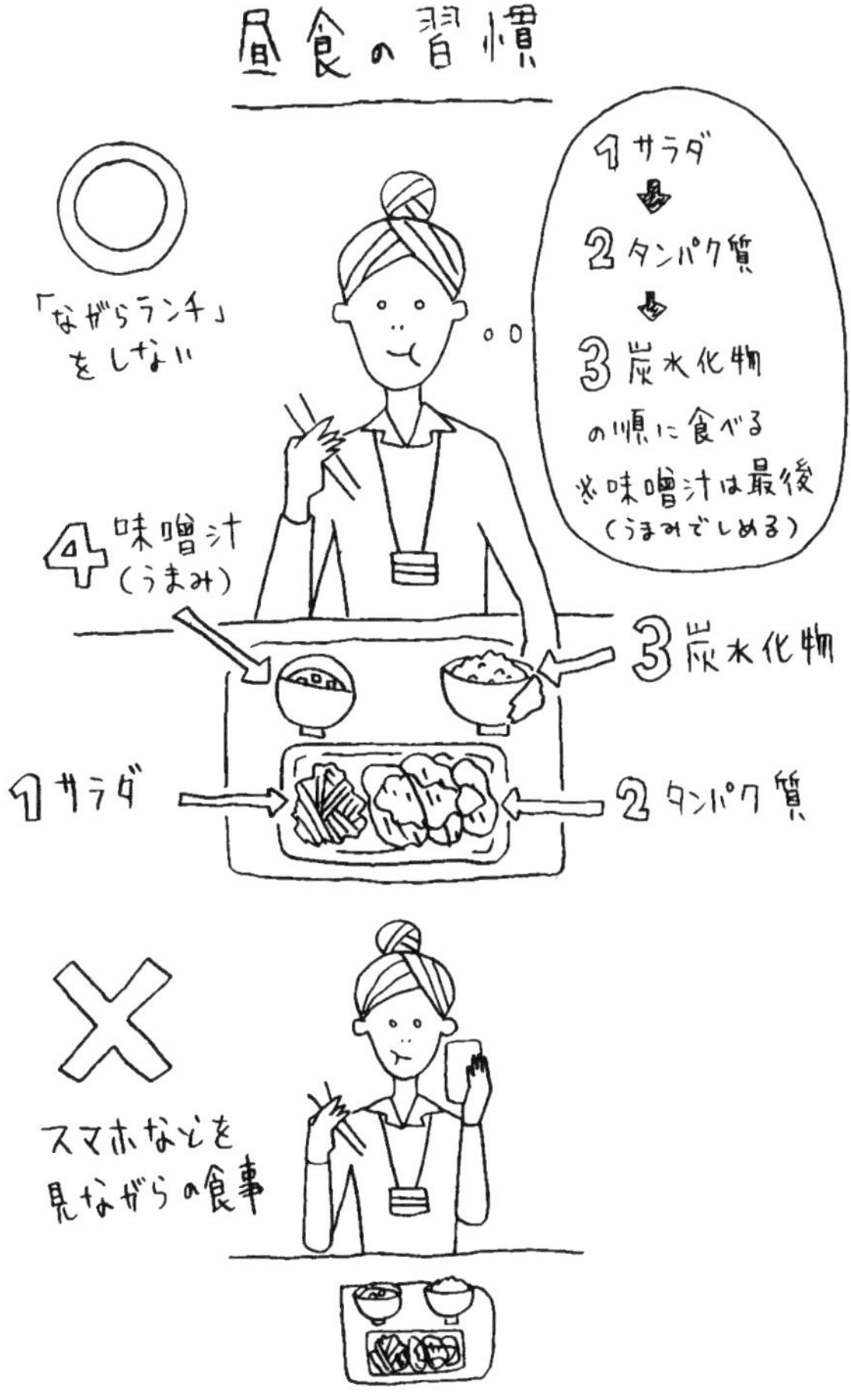
昼食の習慣
○
「ながらランチ」をしない
1 サラダ
2 タンパク質
3 炭水化物
の順に食べる
※味噌汁は最後
（うまみでしめる）
4 味噌汁
（うまみ）
3 炭水化物
1 サラダ
2 タンパク質
×
スマホなどを
見ながらの食事

【午後の習慣】

□3～5分間の瞑想トレーニングをする
□水を飲む（座りすぎない）
□仮眠を活用する
□間食で食べるものは、原材料や成分表示を見て選ぶ
□肩のストレッチをする

午前中と同様に、デスクで仕事を始めるときは、呼吸と姿勢をととのえることを習慣づけましょう。

瞑想は必ずしもこの時間帯ではなく、帰宅後におこなってもかまいません。ただ、多くの仕事をこなした夕方は脳の疲れも蓄積しているので、眠たくなければこの時間帯に瞑想をすることでリフレッシュ効果は高まります。

午後のデスクワークは、長時間にわたって座りっぱなしになりがちです。水分補給することで、意図的にトイレに立つようにして、30分〜1時間に1回は歩く時間を確保しましょう。

ランチを食べてから15時ぐらいまでは、もっとも眠気を感じやすい時間帯です。眠いまま仕事を続けても、思考能力が低下しているため、高いパフォーマンスで仕事ができません。そこでおすすめしたいのが「仮眠の活用」です。

グーグルでは午後の仮眠を奨励しています。日本の企業では、なかなか難しいかもしれませんが、たとえば昼休みに、椅子に座ったまま楽な姿勢で目を閉じるだけでも、眠気を緩和する効果は期待できます。

夕方になると、血糖値が下がってお腹がすいてきます。こうしたときは。がまんせずに間食をとりましょう。

小腹がすいたときのスナックは、第4章で解説したように、原材料や栄養成分表示をよく見てから買いましょう。とくに「糖」の種類や分量には注意します。

お菓子ではなく、ナッツ、ヨーグルト、コンビニのサラダチキンなどは、栄養バランスがいい軽食です。血糖値の上昇をゆるやかにする食べ物を選ぶのもおすすめです。

体が重く感じたり、肩こりが気になったりしたときには、肩のストレッチをしてみましょう。やり方はかんたんです。

立った姿勢で肩に指をあて、大きく5回回すだけ。前に回すだけでなく、後ろ側にも回します。左右両方の肩を回しましょう。小さな動きなので、自分のデスクにいながらでもできます。

午後の仕事の合間に、ぜひ試してみてください。

午後の習慣

① 3〜5分間の瞑想トレーニング

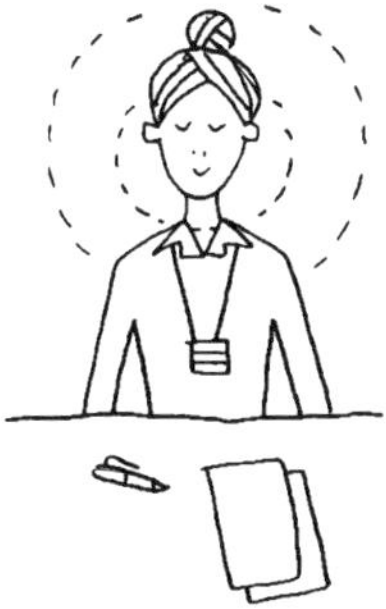

② 水を飲む

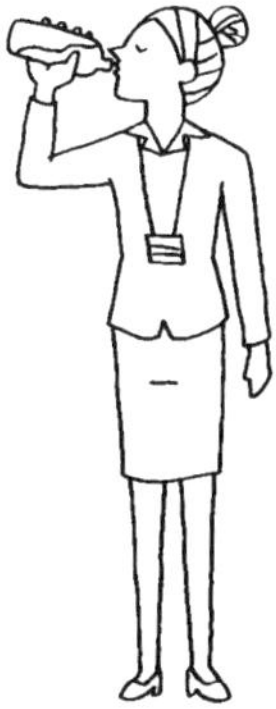

③ 仮眠を活用する

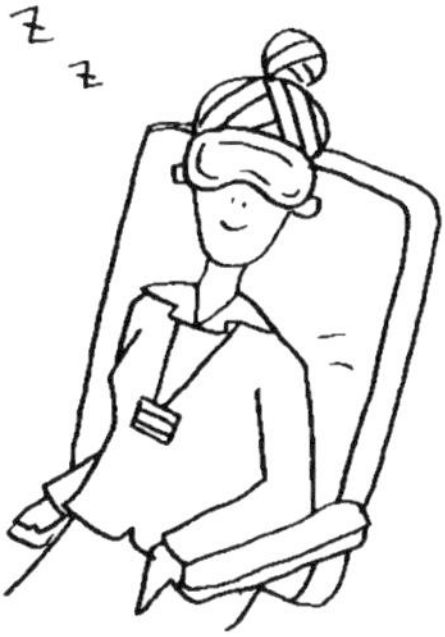

④ 原材料や成分表を見る

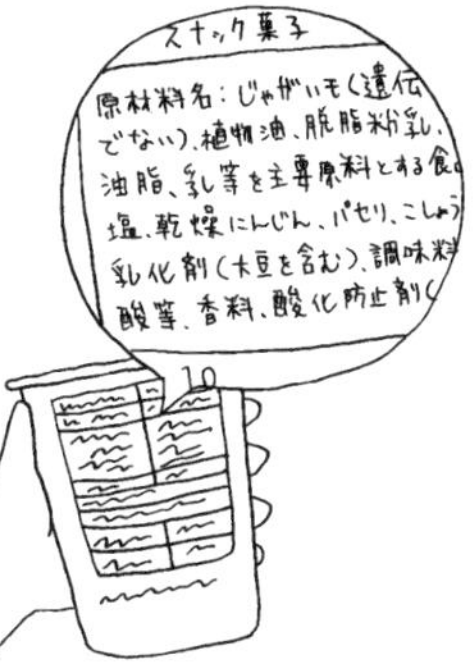

スナック菓子
原材料名：じゃがいも（遺伝
でない）、植物油、脱脂粉乳、
油脂、乳等を主要原料とする食
塩、乾燥にんじん、パセリ、こしょう
乳化剤（大豆を含む）、調味料
酸等、香料、酸化防止剤（
10

⑤肩のストレッチをする

（オフィスでもかんたんにできる肩ストレッチ）

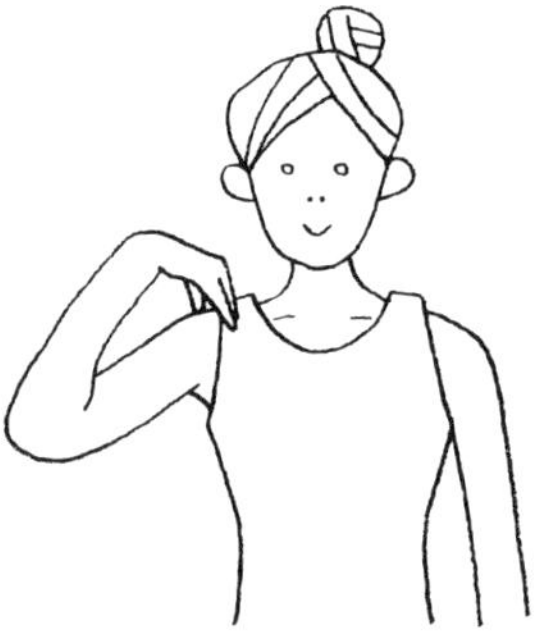

①立った姿勢で肩に指をあてます。

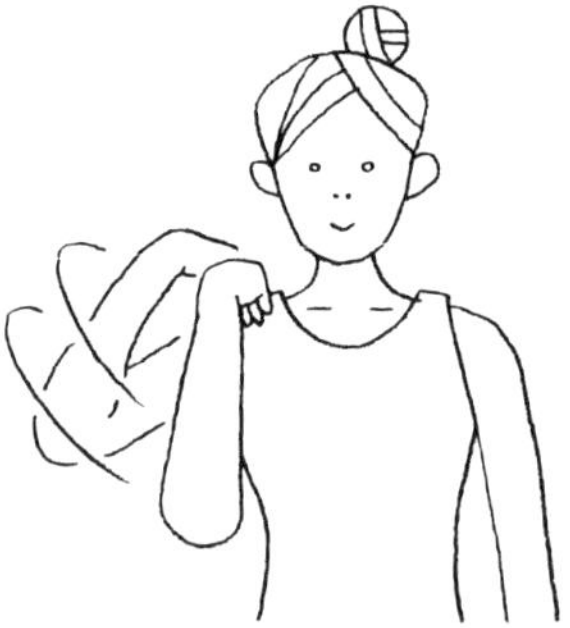

②前後に5回ずつ回します。

【夜の習慣】

□なるべく自分で料理をする
□ゆっくりと食べる
□夕食は就寝2～4時間前にすませる
□刺激の強い光を浴びない
□就寝1時間前に軽いストレッチをする
□お風呂の温度は少しぬるめにする
□寝る時間と起きる時間をあらかじめ決めておく

質の高い睡眠を得られるかどうかは、夜の過ごし方にかかっています。
胃を休めた状態で入眠するためにも、夕食は就寝2～4時間前にすませましょう。
自分で料理をすることで、栄養リテラシーを身につけることも重要です。
あまり時間を気にしなくていい夕食では、朝食、昼食以上に、ゆっくり食べる習慣を身につけるようにしましょう。20〜30回噛んで食べると、食べ物の味の変化にも気づけるようになります。余計な判断や評価を加えずに、瞬間瞬間の味を享受することは、マインドフルネスそのものといってもいいでしょう。

帰宅途中にコンビニで強い光を浴びただけで、睡眠ホルモンであるメラトニンの分泌は妨げられます。心地よく眠りにつくために、極力、明るすぎる光は避けましょう。

就寝1時間前に、軽いストレッチや入浴をすると、ちょうど入眠時に体温が下がるので、脳は眠気を感じやすくなります。

適切な睡眠時間は個人差があるので、日中に眠くならない睡眠時間を把握するようにしましょう。最近は、「Sleep Cycle alarm clock」のように、レム睡眠やノンレム睡眠を解析し、脳が覚醒しているレム睡眠時、つまり眠りが浅いときに起こしてくれるアプリも発売されています。二度寝をしてしまうなど起床が困難な人は、こうした睡眠アプリを活用してみるのもいいかもしれません。

夜の習慣

① なるべく自分で料理する

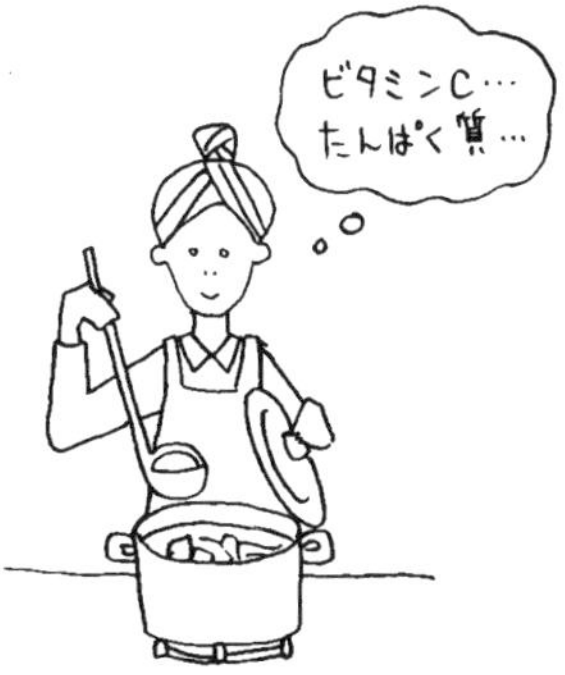

② ゆっくりと食べる

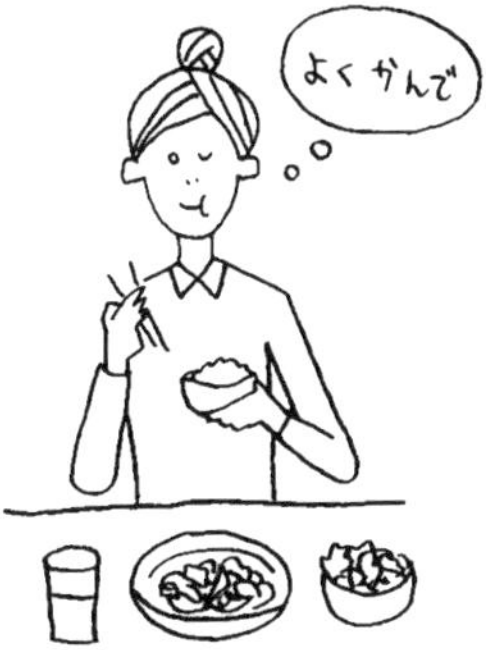

③④ 夕食は就寝の2〜4時間前までにすませ、
刺激の強い光を浴びないようにする

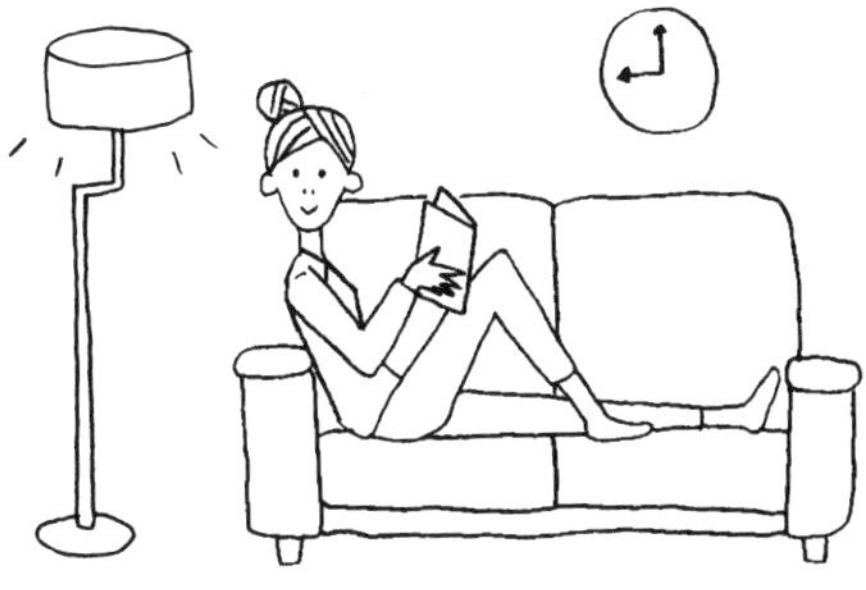

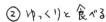

⑤就寝1時間前に
軽いストレッチをする

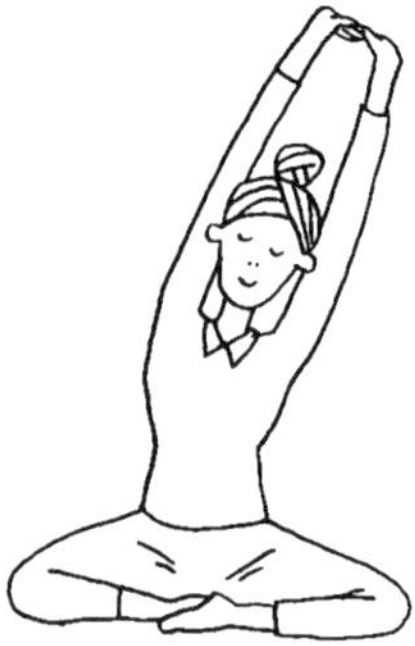

⑥お風呂の温度は
少しぬるめにする

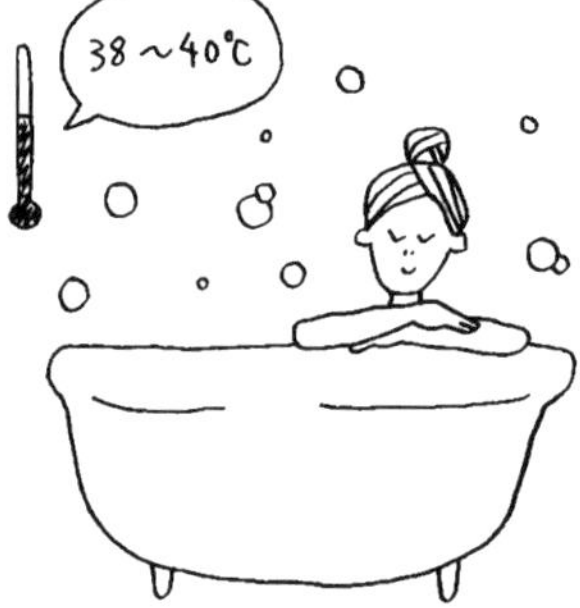

⑦寝る時間と起きる時間を
あらかじめ決めておく

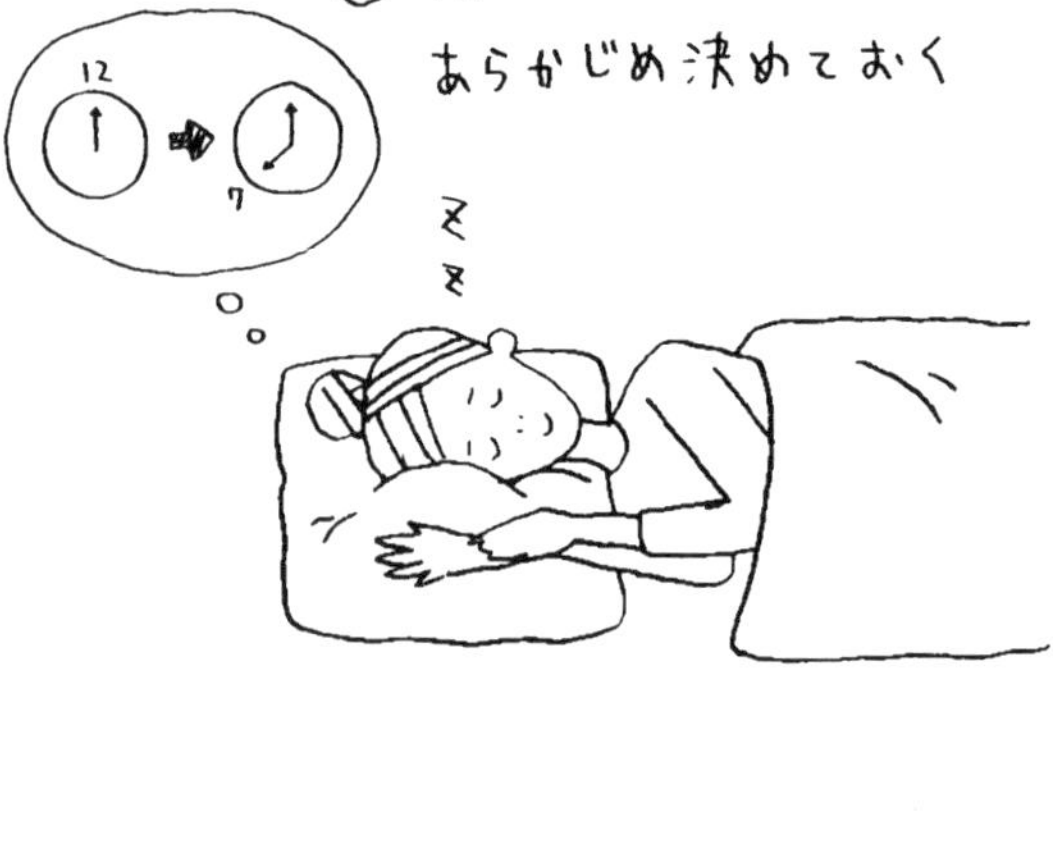

「考え方」を変えるよりも「注意」を変える

世の中に数多く出ている自己啓発的な書籍は、「考え方を変える」ことによって、ポジティブな自分をつくり上げようとするものです。

しかし、それは脳にとって至難の業です。

人間の脳は、「古い脳」「真ん中の脳」「新しい脳」の三層に分かれていますが、習慣を司る「古い脳」は、新しい変化を極度に嫌がります。その意味では、人間は保守的に行動してしまう生き物なのです。

もちろん、「新しい脳」が司っている意思の力を使うことはできます。しかし古い脳の変化嫌いは強力ですから、「今日から毎日、英語の勉強をしよう！」と思っても、すぐに「そんなことより毎日見ているテレビをつけよう」という命令を発します。

これに逆らうのは非常に難しいため、三日坊主の人が続出するのです。

本書は、極端な意識改革を訴えてはいません。

瞑想トレーニングやマインドフルネス・プログラムが目指すのは、言ってみれば「注意の向け方を変える」ことです。

あちこち拡散してしまいがちな注意を、目の前の対象に集中させる。刻一刻と移りゆく自分の状況や状態を、上手にモニタリングする。

人間はそうそう変わることはできません。ならば、変わらないことを受け入れたうえで、余計な情報や雑音に惑わされずに対処できる力を身につければいいのです。

これまでの自己啓発が「変わる」ことを目標としてきたのに対して、マインドフルネスは「いまこの瞬間を最大限に味わうこと」に重きを置いています。

そのためには、生きるうえでもっとも基本的な事柄である呼吸や姿勢、睡眠、食事をおろそかにすることはできません。というのは、日々の生活が不安定であれば、やるべきことを効率的にこなすことも、腰をすえて取り組むこともできません。

脳の力を高めるのに、困難な訓練やクイズ、パズルの類は必要ありません。これまでの生活を見つめ、ほんの少し改善し、規則正しく「変わらない」生活をする。そして、ときどき瞑想をして、脳を整える。そうやって足元の生活を見直すことから始めてください。

テニスの元世界王者アンドレ・アガシは、朝目が覚めると次のように自分に言い聞かせたといいます。

「今夜ベッドに入るときに、僕は自分を誇らしく思っている」

アガシのように、朝ワクワクして目が覚めて、夜満ち足りた気持ちで眠りにつく。それこそがマインドフルネスな1日です。そのために必要となる基本の「き」を述べてきたのが本書になります。

瞑想、睡眠、姿勢、食事。

まずはひとつでも、ぜひ実践してみてください！

おわりに

本書の最後に、少しだけ昔話をさせてください。

わたしが初めて瞑想と出合ったのは、中学生のときです。

世田谷学園という仏教系の学校に通っていたこともあり、毎週金曜日の午前7時から40分間の座禅をしていたのです。

もちろん座禅を始めたころは、とにかく眠いし、足はしびれるし、「時間よ、早く過ぎてくれ」と願うばかりでした。しかし、さすがに3年間も続けてみると、「心がスーッとする瞬間」が増え、それなりにコツをつかんだのかな、と感じられるようになりました。

その後、別の高校に進学してからは、とくに座禅というかたちで取り組むことはなかったのですが、日々の生活のなかで「姿勢を正してゆっくり呼吸をする」という所作はずっと継続してきたように思います。

学生生活が人より長かったので、社会人になったのはようやく28歳のときでした。いまでも迷惑をかけることばかりですが、当時は本当に社会というものの勝手がわからず、失敗の連続でした。たとえば、名刺を渡すときに、あまりの緊張からか、いただいた名刺を次の人にそのまま渡してしまったり……。

さまざまなミスを取り返すために、睡眠を削り、食事もコンビニですませ、ほぼすべての時間を仕事に注ぎました。

しかし、頑張れば頑張るほど悪循環にはまる毎日。むしろ仕事の質はどんどん落ちていきました。

「ぐおー、つらい」とくじけそうになったとき、ふと思い出したのが中学時代にやっていた座禅でした。あのときの「心がスーッとする感覚」がどこかに残っていたのでしょう。

さっそく座禅をやってみたのですが、足が痛くて、5分と持ちませんでした。たったの3年間でコツをつかんだ気になっていた自分を恥ずかしく思いました。

「だめか。でもあのときやっていた座禅には、心を落ち着ける何かがあったはず」

それから瞑想について自分で調べ、実践し、納得がいったものをまとめたのが本書になります。グーグルのSearch Inside Yourself（ＳＩＹ）の講座で学んだことも一部ご紹介しています。

本書を書くために読み込んだ論文や専門書は多岐にわたるのですが、それを簡潔に読みやすくまとめてくださったのが、斎藤哲也さんです。本当にありがとうございます。また、イラストを手がけてくださった仲光寛城さんにもこの場を借りてお礼申し上げます。

わたしにマインドフルネスとは何かを教えてくださる仲間にも感謝いたします。瞑想について多くの示唆を与えてくださった妙心寺春光院の川上全龍さん。ＳＩＹの講師養成講座でご一緒している木蔵シャフェ君子さん、荻野淳也さん。登山家の栗城史多さん。ＩＳＭＯＣＫという雑談をする会でご一緒している尾原和啓さん、水口哲也さん、篠田真貴子さん、ドミニク・チェンさん、加藤貞顕さん。みなさんとお話ししていると、要するにマインドフルネスな状態というのは、「朝ワクワクして目が覚めて、夜満ち足りた気持ちで眠りにつくこと」なんだなと思います。

マインドフルネスを広げるためにともに活動している谷家衛さん、米倉章夫さん、西本真寛さん、芝孝一郎さん、杉本南さん、細川千鶴さんにも感謝いたします。みなさんとこうして知り合い、一緒にお仕事をさせていただいていることは本当にありがたいことです。

マインドフルネスのアプリ、ＭＹＡＬＯを一緒につくってくださっている、ワン・トゥー・テン・デザイン、Ｓｐｒｏｃｋｅｔのみなさまにも感謝いたします。そして今後ともよろしくお願いいたします！

何より、いつまでたっても頼りないわたしを支えてくれる妻の理沙子、息子の理貴に感謝します。家に帰って心から安らげるのは、２人のおかげです。いつもありがとう。

最後になりますが、本書を手に取っていただいたみなさまに感謝します。

マインドフルネスのよさを少しでも実感していただけたとしたら、こんなにうれしいことはありません。

文庫版あとがき

本書が、このたび文庫化されるということで、大変ありがたく思っております。

わたしは本を書くときは、なるべく私見を入れず、「最善」と考えられるエビデンスや理論を紹介するようにしています。それは、別の言葉でいえば「Ｍｙアイデア」よりも「Ｂａｓｉｃアイデア」をまず提供することが、世の中にたいして誠実だと考えているからです。

人間を対象とした健康法は、１００％の効果をもつものがありません。これが何を意味するとかというと、「いったい何が正しいのか？」という問いには、意味がないということです。

どんなことも、人間を対象とする限り、どうしても確率的（効果が出る人もいれば、出ない人もいる）なものにしかなりえません。そのため問うべきなのは、「いったい何が最善なのか？」ということになるのです。

たとえば、ＴＶで健康食品などのＣＭをみていると、「ビフォー・アフター・アフター」という手法が使われていることに気がつきます。

「『ビフォー・アフター』ならともかく、『ビフォー・アフター・アフター』なんて聞いたことがない」という方もいらっしゃると思うので、簡単に説明しておきましょう。

通常は、次のような「ビフォー・アフター」が使われます。

ビフォー：「最近、膝が痛くて……」というＡさんが登場

アフター：「○○を飲むようになったら、膝の痛みが楽になりました！」とＡさんが証言

しかし、「ビフォー・アフター・アフター」では、さらに続きがあります。

そこでは「膝が楽になったことで、ハリをもって毎日を過ごせるようになり、人

生が変わりました!!」というような、単に最初の悩みが解決される以上の、劇的な「アフター」を見せるのです。これが、しばしばCMなどで使われる手法です。

もちろん、画面の下のほうには小さな文字で、「あくまで個人の感想です」と入っています。しかし見ているほうとしては、「そうか、○○を飲めば、膝の痛みがとれるだけでなく、人生まで楽しく変わるかもしれない！」と錯覚を起こす可能性が高いわけです。

ここで私が言いたいのは、その宣伝が嘘だということではありません。世の中にはたくさんの人がいるので、ある一定の確率で、「○○を飲む」ことにより人生まで劇的に変わった人がいることは否定できません。

ただ、そのような「ビフォー・アフター・アフター」の手法で宣伝されている○○という商品が、本当はどれだけ多くの人に効果があるのか、厳密な研究をしてみないとわからないのです。

もちろん、医薬品などであれば、そのような研究が行われるものの、私たちが普段目にする健康商品／サービスなどは、薬ほどの厳密な研究が行われていません。これは何を意味しているかというと、「結局その効果は確率的でしかないのに、肝心の確率すらわからない」という状況のなか、私たちは商品やサービスを選ばなければならないということです。

ここで冒頭の話に戻りますが、「Ｍｙ アイデア」なんてものは、要は「新しいアイデア」ということなので、知見も何もあったものではありません。あるいはもちろん、劇的に効果があるかもしれませんが、逆に悪影響だってあるかもしれません。そんな不確かなことを、私はとてもお勧めすることなどできません。

こういった背景から、本書ではきわめて「Ｂａｓｉｃ」なアイデアを紹介していますす。そのため「そんなこと知ってるよ！」と思われるかもしれませんが、あらためて守破離《しゅはり》の「守」だと、本書を位置づけていただければと思います。

そして「やってみたけれど、どうも自分には合わない」ということも当然あるでしょう。その時はぜひ本書で書かれたアイデアを「破」っていただき、「離」れて自分なりに納得のいくアイデアをどんどん試していただければと思います。

コロナ禍で、時代はますます混沌としてきました。正しい答えなんて、あろうはずもありません。その中で最善と思えるＢａｓｉｃな行動を、一人ひとりが実践する。その積み重ねこそ、今の時代に求められるのだと思います。

最後になりますが、数ある本の中から、本書を手に取っていただきありがとうございました。少しでもみなさまの参考になることがあれば幸いです。

２０２１年、コロナ禍の東京にて

石川善樹

睡眠の基礎的なメカニズム
ウィリアム. C・デメント、藤井留美訳
『ヒトはなぜ人生の3分の1も眠るのか?』講談社.2002.

【第3章:姿勢】

腰痛や肩こりが仕事のパフォーマンスに与える影響
健康日本21推進フォーラム「プレゼンティーイズム研究会」.
疾患・症状が仕事の生産性等に与える影響に関する調査2013.

子どもの脳の発達にとって効果のある教育法
Diamond A,Lee K.Interventions shown to aid executive function development in children 4 to 12 years old.Science.2011;333(6045):959-64

【第4章:食事】

血糖値の急激な下降が脳のパフォーマンスに与える影響
Feldman J,Barshi I.The Effects of Blood Glucose Levels on Cognitive Performance:A Review of the Literature.National Aeronautics and Space Administration.2007.

欠食が血糖値に与える影響
Nakamura Y et al.Diurnal Variation of Human Sweet Taste Recognition Thresholds Is Correlated With Plasma Leptin Levels.Diabetes.2008;57(10):2661-65.

食べる順番が血糖値に与える影響
金本郁男ら.低Glycemic Index 食の摂取順序の違いが食後血糖プロファイルに及ぼす影響.糖尿病.2010;53(2):96-101.

主な参考文献

【第1章：マインドフルネス】

グーグル社で開発された「サーチ・インサイド・ユアセルフ」

Chade-Meng Tan,Daniel Goleman,Jon Kabat-Zinn. Search Inside Youself:The Unexpected Path to Achieving Success,Happiness(and World Peace).HarperOne.2014.

瞑想の効果

Goyal Metal.Meditation programs for psychological stress and well-being:a systematic review and meta-analysis.JAMA Intern Med.2014;174(3):357-68.

マインドフルネスの基礎的なメカニズム

Tang YY,Hölzel BK,Posner MI.The neuroscience of mindfulness meditation.Nat Rev Neurosci.2015;16(4):213-25.

【第2章：睡眠】

6時間睡眠が脳に与える影響

Ferrie JE et al.Change in sleep duration and cognitive function:findings from the Whitehall II Study.
Sleep.2011;34(5):565-73.

一般的な睡眠時間

厚生労働省健康局.健康づくりのための睡眠指針2014.2014:33.

本書はプレジデント社より刊行された同名の単行本を
文庫収録にあたり、加筆・改筆・再編集したものです。

石川善樹（いしかわ・よしき）

予防医学研究者、博士（医学）。1981年広島県生まれ。東京大学医学部健康科学科卒業、ハーバード大学公衆衛生大学院修了後、自治医科大学で博士（医学）取得。「人がよく生きる（Well - being）とは何か」をテーマに、企業や大学と学際的研究を行う。専門分野は、予防医学、行動科学、計算創造学、概念工学など。公益財団法人 Well-being for Planet Earth 代表理事。

著書に『フルライフ――今日の仕事と10年先の目標と100年の人生をつなぐ時間戦略』（NewsPicks パブリッシング）、『考え続ける力』『問い続ける力』（ともに、筑摩書房《ちくま新書》）ほか多数がある。

知的生きかた文庫

疲《つか》れない脳《のう》をつくる生活習慣《せいかつしゅうかん》

著　者　石川善樹《いしかわよしき》

発行者　押鐘太陽

発行所　株式会社三笠書房

〒一〇二-〇〇七二 東京都千代田区飯田橋三-三-一

電話〇三-五二二六-五七三四〈営業部〉

〇三-五二二六-五七三一〈編集部〉

https://www.mikasashobo.co.jp

印刷　誠宏印刷

製本　若林製本工場

ISBN978-4-8379-8687-4 C0130

知的生きかた文庫

1万人の脳を見てわかった!「成功脳」と「ざんねん脳」

加藤俊徳

仕事も人生も、すべては「脳の使いかた」ひとつ。日常の〝小さな刺激〟で8つの脳番地が目覚める! 脳科学者が20歳のときに知っておきたかった〝脳の秘密〟とは——

驚くほど眠りの質がよくなる睡眠メソッド100

三橋美穂

1万人の眠りを変えた快眠セラピストによる快眠法。寝苦しい夜のエアコン設定、熟睡に効くストレッチ、睡眠負債のリセット法……睡眠が変われば人生が変わる!

心配事の9割は起こらない

枡野俊明

余計な悩みを抱えないように、他人の価値観に振り回されないように、無駄なものをそぎ落として、限りなくシンプルに生きる——禅が教えてくれる、48のこと

傾聴のコツ

金田諦應

「なぜ、この人と話すと心がラクになるのか?」——〝聴き方〟を変えると、すべての人間関係がよくなる。人から求められる人の「傾聴する力」を磨くヒント。

マッキンゼーのエリートが大切にしている39の仕事の習慣

大嶋祥誉

「問題解決」「伝え方」「段取り」「感情コントロール」……世界最強のコンサルティングファームで実践されている、働き方の基本を厳選紹介! テレワークにも対応!!

C50419

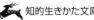